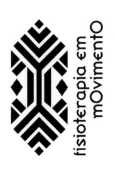

Dados Internacionais de Catalogação na Publicação (CIP)
(Câmara Brasileira do Livro, SP, Brasil)

Santos, Angela
  Diagnóstico clínico postural : um guia prático / Angela Santos. — 6ª. ed. revista, atual. e amp. — São Paulo : Summus, 2011.

  Bibliografia.
  ISBN 978-85-323-0782-8

  1. Biomecânica 2. Fisioterapia 3. Osteopatia 4. Postura – Distúrbios – Diagnóstico I. Título.

11-05982   CDD-613.78

Índices para catálogo sistemático:

1. Diagnóstico postural : Ciência médicas   613.78
2. Postura : Distúrbios : Diagnóstico : Ciências médicas   613.78

Compre em lugar de fotocopiar.
Cada real que você dá por um livro recompensa seus autores
e os convida a produzir mais sobre o tema;
incentiva seus editores a encomendar, traduzir e publicar
outras obras sobre o assunto;
e paga aos livreiros por estocar e levar até você livros
para a sua informação e o seu entretenimento.
Cada real que você dá pela fotocópia não autorizada de um livro
financia um crime
e ajuda a matar a produção intelectual em todo o mundo.

DIAGNÓSTICO CLÍNICO POSTURAL

UM GUIA PRÁTICO

ANGELA **S**ANTOS

summus
editorial

DIAGNÓSTICO CLÍNICO POSTURAL
Um guia prático
Copyright © 2001, 2011 by Angela Santos
Direitos desta edição reservados por Summus Editorial

Editora executiva: **Soraia Bini Cury**
Editora assistente: **Salete Del Guerra**
Imagem de capa: **Pintura corporal indígena – Nair Benedicto/ NImagens**
Projeto gráfico, capa e diagramação: **Acqua Estúdio Gráfico**
Ilustrações: **Caroline Falcetti**

2ª reimpressão, 2024

Summus Editorial
Departamento editorial
Rua Itapicuru, 613 – 7º andar
05006-000 – São Paulo – SP
Fone: (11) 3872-3322
http://www.summus.com.br
e-mail: summus@summus.com.br

Atendimento ao consumidor
Summus Editorial
Fone: (11) 3865-9890

Vendas por atacado
Fone: (11) 3873-8638
e-mail: vendas@summus.com.br

Impresso no Brasil

A todos os colegas que desde 1984 me ouviram como tradutora ou ministrante de seminários de especialização ou de formação continuada em fisioterapia.

A todos os participantes do Projeto Convergências de formação em reeducação postural.

Mais que tudo, foram eles que me possibilitaram aprender.

A Marcel Bienfait, que me inspira em cada dia de minha prática profissional, minha amizade, carinho e reconhecimento.

SUMÁRIO

PREFÁCIO ÀS CINCO PRIMEIRAS EDIÇÕES 9

PREFÁCIO À EDIÇÃO REVISADA E ATUALIZADA 11

INTRODUÇÃO 13

Exame postural 13
A estrutura do exame proposto neste livro 14
Desvio postural e deformidade postural 15
Hipótese diagnóstica 17
Definição de alguns dos termos empregados 18

EXAME POSTURAL COM FIO DE PRUMO 21

Ponto de referência 21
Vista frontal normal 22
Alinhamento frontal inadequado 23
Vista sagital normal 25
Alinhamento sagital inadequado 26

ANÁLISE POSTURAL SEGMENTAR 29

Pelve 30
Tronco 41
Cintura escapular 54
Cervical 63
Membros inferiores 74

FLEXIBILIDADE GERAL 101

Flexibilidade da cadeia muscular posterior 101
Flexibilidade da cadeia muscular anterior 106
Flexibilidade geral em torção 109

FLEXIBILIDADE SEGMENTAR 111

Peitoral Maior 111
Flexores mono e biarticulares do quadril 112

Tensão do psoas   113
Extensores mono e biarticulares do quadril   115
Tensão de piriformes   117

DIAGNÓSTICO CLÍNICO POSTURAL   119

Associações mais frequentes de desvios posturais   119

MODELO PARA ANOTAÇÃO RESUMIDA DO EXAME BÁSICO   127

EXEMPLOS CLÍNICOS DE REGISTRO E INTERPRETAÇÃO   129

Exemplo 1   129
Exemplo 2   136

BIBLIOGRAFIA   142

PREFÁCIO ÀS CINCO PRIMEIRAS EDIÇÕES

Como tratar sem um bom diagnóstico? Tentando diferentes técnicas de tratamento, até, eventualmente, o sintoma desaparecer. Isso é fato na área médica, e não seria exceção na fisioterapia.

O imenso desenvolvimento da medicina privilegiou técnicas radiológicas, o aprimoramento de materiais, a pesquisa dos melhores procedimentos cirúrgicos e os medicamentos. O ortopedista, o reumatologista e o clínico geral contam o tempo todo com novos remédios para tratar sintomas dolorosos e inflamatórios e, também, podem encaminhar o paciente ao fisioterapeuta que, possuidor de meios bastante eficientes de tratamento, aplica-os, em geral valorizando o sintoma clínico e os sinais radiológicos, sinalizados pelos médicos. Mas quem se preocupa com os detalhados e importantíssimos exames clínicos e, mais do que isso, quem se atenta em associá-los, tentando verificar o que é primário no conjunto de desvios e deveria ser o objetivo do tratamento?

A dor lombar ou a postura escoliótica, por exemplo, são em geral consequências de distúrbios situados em outro segmento corporal. Ao fisioterapeuta cabem o exame clínico detalhado e os diagnósticos de tais exames.

É urgente que todos os procedimentos clínicos para a elaboração de diagnósticos sobre o bom ou mau alinhamento postural sejam reunidos, discutidos, admitidos e aplicados por todos os profissionais que se dedicam ao movimento como meio de expressão artística, de prevenção de distúrbios do aparelho cardiorrespiratório e musculoesquelético, ou como terapeutas que tentam recuperá-lo ou aprimorá-lo: professores de dança, bailarinos, professores de educação física, fisioterapeutas, terapeutas ocupacionais, psicomotricistas e ortopedistas; utilizando-os como meio de expressão artística, como professores de dança e bailarinos; como meio de prevenção de distúrbios dos aparelhos cardiorrespiratório e musculoesquelético, como professores de educação física, rolfistas e outros.

Todos esses profissionais possuem métodos e técnicas de trabalho que por sua vez propõem formas de avaliação. No entanto, tais avaliações têm o objetivo de escolher no método de trabalho qual o procedimento mais adequado para aquele paciente naquele momento, utilizando linguagem e abordagens específicas, sem dúvida, eficientes e úteis para os praticantes do método, mas incompletas e incompreensíveis para os não iniciados.

Sem abrir mão de suas ferramentas próprias de trabalho, todos poderiam adotar uma linguagem comum. O que é anteversão pélvica? O que é gibosidade? O que é translação de tronco? O que é arco plantar diminuído? Como diagnosticar cada um desses desvios? A partir daí, ou seja, de um novo ângulo de visão do mesmo problema, julgar se os procedimentos terapêuticos adotados são ou não úteis no tratamento daquela deformidade. Isso facilitaria o diálogo entre os diferentes profissionais, quando fosse necessário um cuidado multidisciplinar para a mesma pessoa. Poderia igualmente enriquecer o campo de atuação de cada profissional.

O objetivo deste livro é reunir o que já existe na literatura definindo diversos desvios posturais e as formas de avaliá-los. Partindo do capítulo "O exame estático" do livro *Os desequilíbrios estáticos*, de Marcel Bienfait (1995a), esquematizei uma ficha de avaliação cujas anotações eram simplificadas e rápidas. Com o passar do tempo, acrescentei outras avaliações clínicas pesquisadas nas práticas da medicina ortopédica e algumas avaliações específicas de técnicas de tratamento que me pareceram de utilidade universal. A ficha ampliou-se e me pergunto: está completa? Claro que não. Nem sei se isso seria possível, mas chegou neste momento a conter um número de informações suficientemente testadas para a sua exposição, com o propósito de ser aplicadas, discutidas e complementadas por todos os que se dispuserem a isso. Cartas ao editor. Gostaria que cada leitor, ao utilizar este livro como profissional, o considerasse um caderno de notas redigido com muito cuidado, o qual poderá aprimorar-se em uma próxima edição.

PREFÁCIO À EDIÇÃO REVISTA E ATUALIZADA

A primeira edição deste texto apareceu em 2001. Depois de cinco edições e de milhares de livros vendidos, seu conteúdo continuou sendo aplicado e discutido por centenas de alunos e profissionais de fisioterapia. Pessoalmente, continuei utilizando-o em meus seminários de formação continuada (Projeto Convergências), atendi dezenas de convites para ministrar esse conteúdo em cursos de especialização e palestras e prossegui aplicando essa avaliação em todos os clientes que tive a ocasião de examinar durante esse período. Tudo isso me trouxe mais constatações, outras formas de associar os dados levantados e muitas questões suscitadas pelos colegas.

Estudei mais e retornei a velhas e conhecidas fontes, como Kendall e colaboradores, para com eles fazer alguns paralelos entre a avaliação com fio de prumo, de visão mais globalizante, além de alguns testes de flexibilidade segmentar tão difundidos nos meios fisioterápicos e de educação física, e os exames segmentares propostos por Marcel Bienfait, grande inspirador da avaliação discutida no texto das cinco primeiras edições.

Impunha-se, portanto, uma nova edição, atualizada com todas as novas associações, reflexões, bibliografia e revisões.

Apesar disso, este livro continua sendo um caderno de notas redigido com muito cuidado que poderá aprimorar-se em futuras edições.

São Paulo, janeiro de 2011.

INTRODUÇÃO

Postura corporal é a posição assumida pelo corpo para vencer a ação da gravidade, mantendo-se em equilíbrio. Isso ocorre durante um movimento ou durante a manutenção de uma determinada posição (Norkin e Levangie, 2001).

Para que esteja em equilíbrio, a projeção do centro de gravidade deve sempre cair dentro da superfície de sustentação. Na posição ereta em pé, essa superfície é um polígono determinado pelo contorno dos pés sobre o chão (Bienfait, 2000). A análise da postura estática do corpo ereto em pé traz informações sobre o arranjo entre os diferentes segmentos corporais para vencer a ação da gravidade visto que, "em pé, o corpo humano oscila permanentemente sobre sua base" (Bienfait, 2000).

EXAME POSTURAL

O exame postural pode ser realizado com a utilização de fotografias, raios X, eletromiografia ou uma observação visual. O objetivo deste livro é a sistematização dessa observação visual, denominada exame clínico postural.

Esse exame requererá, no máximo, um lápis dermográfico, um goniômetro, um fio de prumo e uma régua.

Ocorre em três tempos:

1. *Exame postural com fio de prumo*
Observa-se a postura nos planos sagital e frontal com o auxílio do fio de prumo.

2. *Exame postural segmentar*
Em seguida, observa-se segmento por segmento, determinando em cada um deles os pontos ósseos a serem comparados entre si para se assegurar da posição da estrutura óssea contida dentro dos tecidos moles superficiais.

Esse exame segmentar é complementado pelo exame de flexibilidade geral de algumas cadeias musculares:

— flexibilidade muscular posterior;
— flexibilidade muscular anterior;
— flexibilidade muscular em torção.

Com essa análise, frequentemente se evidencia o desvio de segmentos já analisados separadamente. Por essa razão juntei um capítulo com alguns testes de flexibilidade segmentar, inspirados especialmente em Kendall, McCreary e Provance (1995) e Magee (2002), os quais podem confirmar os grupos musculares retraídos.

Essa é também uma forma de julgarmos a evolução do indivíduo submetido a terapias de alongamento.

3. Diagnóstico clínico postural

Finalmente, comparam-se os diferentes diagnósticos posturais segmentares, associando-os entre si, tentando descobrir qual desvio ocorreu antes, qual foi a consequência e, de modo eventual, chegar à descoberta da causa inicial, ou, ao menos, associá-los.

A ESTRUTURA DO EXAME PROPOSTO NESTE LIVRO

O exame postural com fio de prumo deve ser, se possível, registrado com uma foto.

O fio deve pender do teto sobre um determinado ponto do chão do consultório, a partir do qual uma linha o prolongue em direção à área sobre a qual o cliente se posicionará.

Quando este colocar-se de perfil, essa linha deve apontar para um ponto imediatamente à frente do maléolo externo. Quando colocar-se de costas, essa linha deve indicar o ponto intermediário entre os maléolos internos.

A câmera deve situar-se sempre em um mesmo local. O grau de aproximação deve ser sempre o mesmo, a lente deve apontar diretamente para o fio e sua distância até o chão deve ser sempre a mesma, para que todas as fotos obtidas sejam minimamente comparáveis.

Se não for possível fotografar, pode-se anotar a posição relativa de cada ponto de referência em relação ao fio.

Por exemplo, deve-se observar, em relação ao fio de prumo, como estão situados os pontos a serem analisados no plano sagital acima do ponto à frente do maléolo externo: eixo articular do joelho, trocanter maior femoral, centro do tronco, articulação do ombro e lóbulo da orelha.

Os exames posturais segmentares devem ser realizados na sequência proposta e sem considerações sobre os possíveis diagnósticos e as inter-relações entre eles. Isso poderia conduzir o exame. Sem querer, o terapeuta pode forçar um resultado ou outro se, de antemão, interpretar cada dado que levantar. Portanto, o terapeuta recebe o paciente, faz a anamnese, examina-o, anotando em uma ficha geral de avaliação, conforme o modelo apresentado (ver p. 127), e, depois, de preferência após a partida do paciente, anota os diagnósticos e verifica se todos os dados coincidem. Por exemplo, rotação pélvica e gibosidade lombar homolaterais podem estar associadas. Se forem contralaterais, não. Cada uma deve ter suas associações próprias. Os exemplos são numerosos, tendo várias possibilidades de associações, como será visto a seguir. Se dois diagnósticos incompatíveis aparecerem na mesma avaliação, os exames deverão ser repetidos em uma próxima sessão.

Em cada exame segmentar apresentado, é colocado o quadro correspondente para anotação na ficha geral de avaliação.

No capítulo "Análise postural segmentar", *Cintura escapular* e *Membros inferiores*, introduzi um segundo exame a ser aplicado apenas quando a queixa ou o desvio mais importante situar-se em uma dessas regiões. As anotações sobre esses exames devem ser feitas à parte. Aquelas sobre este exame especial de membros inferiores, que é a avaliação torcional, estão exemplificadas nos dois casos que são discutidos no capítulo "Exemplos clínicos de registro e interpretação" (p. 129).

As ilustrações foram obtidas de fotos com pessoas que apresentam os desvios posturais descritos. Procurei exemplos de estágios iniciais de evolução. Se o terapeuta for capaz de um bom diagnóstico a partir da observação de desvios sutis, os mais graves, com certeza, não lhe escaparão.

DESVIO POSTURAL E DEFORMIDADE POSTURAL

É necessário diferenciar um desvio postural de uma deformidade postural.

Deformidade é aquela que não se corrige nem tracionando o segmento. Ela pode se atenuar, mas não desaparece. Bienfait (1995b) ressalta que o termo "deformidade" liga-se com frequência à ortopedia, diz respeito a deformidades estruturais, em geral ósseas. Aplica-se, portanto, aos desequilíbrios osteoarticulares fixos.

Desvio postural é uma atitude postural anômala. Pode ser corrigido sob tração ou por meio de autocorreção. Teoricamente ele poderia ser o primeiro estágio de uma deformidade postural futura.

As possíveis causas de uma deformidade postural são de ordem estrutural ou musculoaponeurótica.

Nas causas estruturais se incluem:

1. Malformações genéticas ou congênitas. Exemplos:
   a. Osteogênese imperfeita: determina malformações ósseas que levam a desvios posturais gravíssimos (Bradford, 1994).
   b. Aumento do ângulo de anteversão do colo do fêmur: apesar de se reconhecer nele um caráter familiar, não parece ser genético, mas é possivelmente adquirido durante o desenvolvimento intrauterino e confirmado ao longo dos primeiros anos de vida (Lerat, 1982; Lerat, Moyen e Bochu, 1982). Pode determinar, por exemplo, uma posição de rotação interna de todo membro inferior na posição em pé ou mesmo durante a marcha.
   c. Escolioses idiopáticas: Não se sabe a causa, mas sabe-se que com o crescimento as vértebras e as costelas desenvolvem-se com formas anômalas que determinam uma deformidade postural característica (em torção-latero-flexão raquidiana) não corrigível.
   d. Moléstia de Scheuermann (Bradford, 1994) ou epifisite da adolescência: a formação dos corpos vertebrais em forma de cunha durante o estirão da adolescência determina uma cifose não redutível.
2. Trauma. Exemplos:
   a. Fratura de um corpo vertebral pode se consolidar, mantendo-o em forma de cunha, o que determina uma pequena cifose não redutível em torno dessa vértebra.
   b. Fratura de um osso ou cirurgia ortopédica com perda de massa óssea. Por exemplo, em uma fratura de osso longo do membro inferior ou cirurgia ortopédica de membro inferior pode haver encurtamento anatômico desse membro.

Nas causas musculoaponeuróticas incluem-se:

1. Retração de unidades motoras estáticas que pode ocorrer por encurtamento muscular ou predominância funcional. Vejamos cada uma delas.
   a. Encurtamento muscular: uma deformidade primária estrutural que requererá compensações em outros segmentos para que o equilíbrio seja mantido. Uma postura anômala passa a ser habitual e as fibras musculares, em especial as estáticas e suas estruturas aponeuróticas correspondentes, responsáveis pela manutenção de tal postura, se retraem e, mantendo-se permanentemente

retraídas, tornam a compensação secundária um novo desvio. Estudos demonstram que músculos mantidos em posição de encurtamento acabam por diminuir o número de sarcômeros em série (Williams, 1978; Yang, 1997); assim como aqueles mantidos em posição de alongamento aumentam o número de sarcômeros em série. Visto que os filamentos de actina e miosina têm comprimento constante, a adaptação de músculos adultos a diferentes comprimentos funcionais, pelo aumento ou diminuição de sarcômeros em série, se deve à necessidade de manter o comprimento fisiológico e funcional dos sarcômeros na fibra muscular (Williams, 1978).

    b. Uma predominância funcional: aqui se inclui toda atividade laboral ou esportiva que requer determinado tipo de esforço repetitivo ou de posição mantida muito tempo. Por exemplo, bailarinos clássicos têm retificação da cifose torácica, dentistas podem apresentar assimetrias do tronco quando observado no plano frontal, como um ombro mais elevado do que o outro etc.

2. Cicatrizes cirúrgicas podem se formar com fibroses importantes, determinando retração de tecidos moles e consequente desalinhamento do segmento corporal correspondente. Isso se observa com frequência em cirurgias torácicas, por exemplo.

HIPÓTESE DIAGNÓSTICA

Tendo em vista o que acaba de ser discutido, partiremos da seguinte hipótese: se diagnosticarmos um desvio ou uma deformidade postural, devem existir unidades motoras estáticas retraídas (ou em via de retração) responsáveis pela sua fixação.

Devemos levantar hipóteses de quais seriam.

Logicamente isso não quer dizer que essa retração seja a causa da deformidade. Como já discutido, muitas vezes nem se consegue determinar a causa. Mas, para tratar tal desvio, tentando atenuá-lo ou fazê-lo desaparecer, é desse grupo muscular que nos ocuparemos, tentando recuperar seu comprimento normal para abolir o desvio ou atenuá-lo.

Nos capítulos destinados à análise postural segmentar, cada segmento será considerado, descrevendo-se:

— sua posição tida como normal;
— seus possíveis desvios;
— para cada desvio os possíveis grupos musculares retraídos.

DEFINIÇÃO DE ALGUNS DOS TERMOS EMPREGADOS

Caudal — em direção aos pés do paciente. Dessa forma, evitam-se mal-entendidos quando se analisa o paciente em decúbito, em que para cima ou para baixo, superior ou inferior podem ser confundidos com anterior e posterior. O mesmo se aplica quando se refere ao terapeuta. Mão caudal do terapeuta é a mão que está mais próxima aos pés do paciente.

Cefálico — em direção à cabeça.

Desabitação (Bienfait, 1995a, 2000) — termo usado em osteopatia para descrever um movimento vertebral de deslizamento das superfícies articulares de uma vértebra sobre as superfícies articulares da vértebra subjacente na direção cefálica, levando o segmento a uma anteflexão.

Encaixe escapular — termo empregado inicialmente por Piret e Béziers (1992), no livro *A coordenação motora*, para descrever a posição da escápula estabilizada contra o tórax, tracionada para baixo por músculos depressores (trapézio inferior, serrátil anterior, peitoral menor), situada o mais longe possível da orelha e apta a dar ponto de apoio para a ação do membro superior.

Imbricação (Bienfait, 1995a, 2000) — termo utilizado em osteopatia para descrever um movimento vertebral de deslizamento das superfícies articulares de uma vértebra sobre as superfícies articulares da vértebra subjacente em direção caudal, levando o segmento a uma posteroflexão.

Posição de passo — o paciente anda pela sala e se detém em determinado ponto. Seus pés devem permanecer com o grau de divergência apresentado nessa posição. O terapeuta pode corrigir apenas um eventual desalinhamento dos calcanhares, levando um deles para a frente ou para trás, mas sem perder o posicionamento do eixo médio do pé. Essa posição deve ser mantida para quase todos os exames posturais a serem realizados em pé[*] porque, quando os pés são colocados paralelos entre si, as coxofemorais são rodadas internamente, os trocanteres maiores femorais são anteriorizados e os músculos aí inseridos tensionados. Essa tensão traciona suas in-

---

[*] Exceção feita aos exames torcionais de membro inferior e à observação da rotação interna dos côndilos femorais–rotação interna das tíbias.

serções proximais em direção ao fêmur, o que provoca uma leve retroversão pélvica. Os côndilos femorais, patelas e maléolos são girados internamente. Portanto, não se saberá quais as posições que esses segmentos realmente assumem na posição ortostática fisiológica desse indivíduo. Por essa razão decidi denominar a posição que se obtém a partir da marcha, conforme anteriormente descrita, de "posição de passo", que é a mais funcional e a mais característica para cada indivíduo.

EXAME POSTURAL COM FIO DE PRUMO

O exame postural mediante a utilização do fio de prumo é bastante difundido. O capítulo que se segue tem como base um dos exames mais encontrados e referidos na literatura, o de F. P. Kendall, E. Kendall McCreary e P. G. Provance (1995), apresentado no livro *Músculos provas e funções*, que se presta a uma visualização geral para se ter ideia de como o corpo está organizado em torno de uma linha imaginária vertical.

Com o indivíduo em pé, ereto, a intersecção do plano médio sagital e do plano médio frontal forma uma vertical. Em uma situação ideal, o centro de gravidade do corpo se encontra nessa linha, aproximadamente à frente da segunda vértebra sacra, e sua projeção para baixo ocorre ao longo dela.

Se o indivíduo estiver nessa posição, "os segmentos corporais estão alinhados de forma que as tensões e os torques sejam mínimos ao longo de toda a cadeia cinemática" (Kendall, 1995). De acordo com Basmajian (*apud* Kendall, McCreary e Provance, 1995), nessa condição: "[...] o gasto de energia muscular para o que parece ser uma posição formal é na verdade extremamente econômico".

Por isso essa postura é a desejável. Se não for possível, deve-se tentar chegar o mais próximo dela.

A visualização dessa linha vertical é facilitada pela colocação de um fio de prumo, que é uma linha pendurada com um peso atado em sua extremidade inferior para que permaneça absolutamente vertical.

PONTO DE REFERÊNCIA

Os segmentos corporais se encontram em constante oscilação em sua luta contra a gravidade na posição em pé; de todos eles, os pés constituem o segmento mais estável. É sobre eles que todo o equilíbrio de organizará. Por essa razão, é neles que se procura o ponto fixo de referência que deve coincidir com a extremidade inferior do fio de prumo.

Nas análises dos principais desvios posturais, os autores consideram como causa a fraqueza de alguns grupos musculares e a retração e a força de outros. Como trabalho com a hipótese de que a causa principal de um desvio postural associa-se à retração e não à fraqueza muscular, não relacionarei os grupos musculares tidos pelos autores como "enfraquecidos", apenas considerarei os músculos tidos como "curtos e fortes", para utilizar os termos empregados pelo tradutor do livro para o português. Estes corresponderiam aos músculos ditos "retraídos" por Bienfait (2000), fixadores dos desvios posturais.

VISTA FRONTAL NORMAL

Permite a visualização de um "corte" sagital que parte do ponto intermediário entre os calcanhares (ponto fixo de referência na região dos pés), onde deve projetar-se a porção inferior do fio de prumo. Essa visualização poderia ser anterior ou posterior. Na posterior, tem-se a vantagem de se contar com a coluna vertebral como uma grande vertical com a qual o fio deve coincidir.

De acordo com Kendall, McCreary e Provance (1995), o parâmetro de normalidade é a vertical do fio de prumo passar:

- pelo ponto intermediário entre os calcanhares;
- pelo ponto intermediário entre os côndilos internos;
- pela linha média da pelve (ou do sacro);
- ao longo de toda a coluna vertebral e centro do crânio.

Comentários

Posicionamento

Ao se colocar o indivíduo para análise, como já justificado, o ponto de referência a ser escolhido é na região dos pés. Nesse caso aquele intermediário entre os maléolos. Na prática isso não é tão simples.

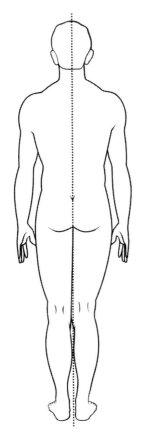

Figura 1

— Primeiro, o indivíduo deve se colocar para o exame com os pés na posição de passo (ver justificativas na p. 18) e de costas para o fio. Como ele saberá o ponto que corresponde ao prumo? Isso pode ser resolvido traçando-se no chão uma linha que seja o prolongamento do centro do peso que se pende ao fio.

— Segundo, se tiver joelhos valgos, quando os calcâneos permanecem afastados na posição ortostática, como se saberá o ponto exato que correspondente ao meio entre os dois maléolos?

Em geral, esse posicionamento se faz com o terapeuta indicando visualmente a posição que lhe parece ideal, mas mais exato seria fazer o cliente caminhar até o centro de uma folha de papel, obter a posição de passo com os calcâneos adequadamente alinhados, desenhar o contorno dos pés, calcular e marcar o centro entre os limites dos calcâneos na região dos tornozelos internos, colocar a folha de papel frente ao fio com o centro coincidindo com a marca que se projeta a partir do prumo e pedir para que o cliente se posicione sobre suas próprias pegadas.

Ainda assim podemos encontrar dúvidas. Examinemos o caso seguinte:

Observe que a cliente colocada com o fio de prumo caindo a meio caminho entre os tornozelos internos apresenta a linha entre as coxas, a linha média da pelve e a coluna vertebral alinhadas em uma mesma vertical fora do fio de prumo (Figura 2). Ao fazermos essa vertical coincidir com o fio de prumo, notamos que um dos joelhos é mais valgo que o outro, sendo essa a razão de, ao fazermos o fio cair como a regra sugere, todo o centro do corpo se deslocar em relação a ele (Figura 3).

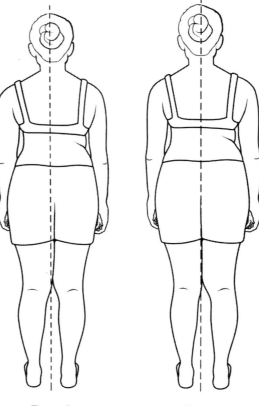

Figura 2   Figura 3

ALINHAMENTO FRONTAL INADEQUADO

Exemplo 1

O tronco como um todo se desloca para a direita, os ângulos da cintura permanecem bem marcados, apesar de leve assimetria.

De acordo com Kendall *et al.* (1995), os desvios associam-se aos seguintes músculos "curtos e fortes":

- músculos laterais do tronco à direita;
- abdutores do quadril à esquerda;
- adutores do quadril à direita (Figura 5);
- fibular longo e curto à esquerda;
- tibial posterior direito;
- flexor longo do hálux direito;
- tensor da fáscia lata esquerdo com retração da banda iliotibial.

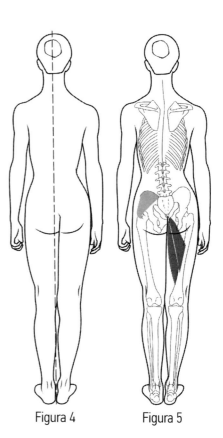

Figura 4   Figura 5

Comentários

No que diz respeito a esses músculos considerados "curtos e fortes", minha tendência é concordar com a retração dos adutores do quadril à direita, abdutores do quadril à esquerda e tensor da fáscia lata e trato iliotibial à esquerda como prováveis causadores do desvio, e desprezar os demais, seja porque são músculos de caráter mais dinâmico (músculos laterais do tronco à direita, fibular longo e curto à esquerda, flexor longo do hálux direito), seja porque, apesar de estático, não vejo como, mediante a imagem, saber da retração de um tibial posterior direito.

Em seguida os autores observam que o membro inferior direito fica em "adução postural" e a posição do quadril dá a impressão de uma perna direita mais longa.

Isso é fato. Parece-me também que podemos nos assegurar de que os membros inferiores são de mesmo comprimento pela simetria do ângulo da cintura e pelas pregas glúteas simétricas.

Sem a presença do fio de prumo essa assimetria poderia nos dar a impressão de translação de tronco. Com o fio veremos que a translação ocorre desde a região dos tornozelos. Por essa razão também me parece que a causa inicial possa ser a retração de músculos dos membros inferiores e não do tronco.

Exemplo 2

A linha central do tronco e a linha intermediária entre os membros inferiores permanecem alinhadas com o fio de prumo e os ângulos da cintura apresentam-se assimétricos, sendo o esquerdo mais fechado que o direito (Figura 6).

De acordo com Kendall, McCreary e Provance (1995), tais desvios associam-se aos seguintes músculos "curtos e fortes":

- músculos laterais do tronco à esquerda;
- abdutores do quadril à direita (especialmente glúteo médio);
- adutores do quadril à esquerda;
- fibular longo e curto à direita;
- tibial posterior esquerdo;
- flexor longo do hálux esquerdo;
- tensor da fáscia lata direito.

O tensor da fáscia lata pode ou não estar fraco.

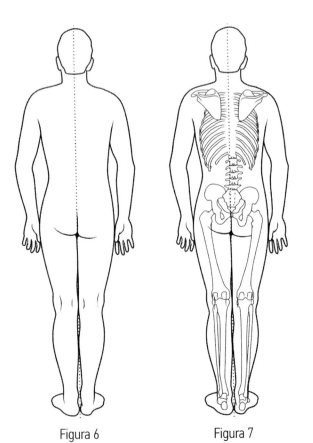

Figura 6   Figura 7

Comentários

Parecem ser os mesmos músculos do caso anterior variando apenas o lado. Nesse caso, por que a postura não se apresenta igual à anterior, com o corpo deslocando-se para a esquerda?

Creio que a causa principal de tais assimetrias seja a diferença de comprimento de membros inferiores.

No esquema desenhado com o esqueleto (Figura 7), nota-se o ilíaco direito mais baixo que o esquerdo e a coluna lombar levemente arqueada, que é a compensação característica da diferença de comprimento de membros inferiores. Apesar disso, os autores não valorizam esse fato, isto é, a assimetria de cintura estar associada à diferença de comprimento de membros inferiores e à consequente lateroflexão da lombar. Isso também se evidencia pela assimetria das pregas glúteas, a direita mais baixa que a esquerda.

Observe as Figuras 8 e 9, que retratam um indivíduo com as mesmas características de assimetria de ângulos da cintura e a correção obtida ao colocar-se um calço para compensar a diferença de comprimento dos membros inferiores.

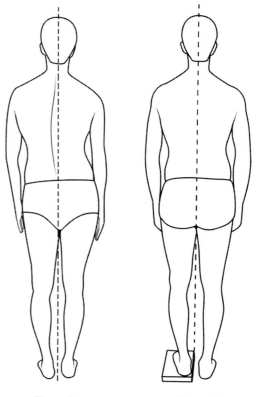

Figura 8   Figura 9

VISTA SAGITAL NORMAL

Diferentemente do plano sagital, o frontal não divide o corpo em duas metades simétricas, e determinar sua posição-padrão é mais difícil. Kendall coloca o ponto fixo de referência inferior logo à frente do maléolo lateral. Aí se deve projetar a porção inferior do fio de prumo.

Bienfait lembra que a linha de gravidade baixada a partir do centro de gravidade do corpo cai sobre uma linha que reúne os dois cuneiformes intermediários, portanto, à frente dos maléolos.

Assim, como o fio de prumo está representando a vertical que corresponde à linha de gravidade, essa colocação me parece adequada.

Segundo Kendall, McCreary e Provance (1995), o parâmetro de normalidade é a vertical do fio de prumo passar:

- diante do maléolo lateral;
- levemente à frente do eixo intermediário do joelho;
- levemente para trás da articulação do quadril;
- pelos corpos das vértebras lombares;
- pela articulação do ombro;

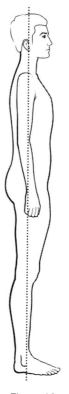

Figura 10

- pelos corpos da maioria das vértebras cervicais;
- pelo meato auditivo externo;
- posteriormente ao ápice da sutura coronal.

Contudo, esses pontos não são todos clinicamente verificáveis, as referências corporais que se podem visualizar ou palpar para relacioná-las com o fio são:

- o ponto ligeiramente diante do maléolo externo;
- o ponto ligeiramente à frente do eixo articular do joelho (medir-se a distância entre o sulco retropatelar e o sulco do tendão do bíceps femoral e considerar que o fio deve estar passando ligeiramente à frente do ponto intermediário entre esses dois pontos);
- o ponto logo atrás do trocanter maior femoral;
- o ponto localizado aproximadamente no meio do tronco;
- a articulação do ombro (desde que os membros superiores caiam em alinhamento normal com o tronco);
- o lóbulo da orelha.

Comentários

A única observação que gostaria de fazer é a de que, quando o lóbulo da orelha e o centro da articulação do ombro estão alinhados, não necessariamente a cervical encontra-se em uma lordose normal. Ela pode estar retificada.

Para diferenciar uma situação da outra, ver o teste descrito na p. 65-66.

ALINHAMENTO SAGITAL INADEQUADO

Kendall, McCreary e Provance (1995) analisam alguns exemplos de alinhamento sagital inadequado, entre eles aquele denominado cifose-lordose (Figura 11), no qual:

- a cervical e a lombar parecem hiperestendidas;
- os joelhos ligeiramente hiperestendidos;
- a pelve em inclinação anterior;
- as articulações dos quadris flexionadas;
- os tornozelos em leve flexão plantar em virtude da inclinação posterior das pernas.

Ainda de acordo com os autores, tais desvios associam-se aos seguintes músculos "curtos e fortes":

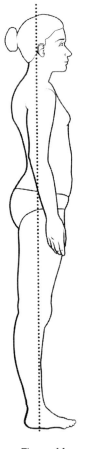

Figura 11

- extensores do pescoço e flexores dos quadris;
- a coluna lombar é forte e pode ou não desenvolver encurtamento.

Comentários

Cifose torácica

A única forma de termos certeza de que se trata de uma cifose verdadeira, isto é, que não pode ser corrigida, é fazermos um teste de posteroflexão total (Figura 12).

Muitas vezes, mesmo na posição ortostática, ao se corrigir uma pessoa com esse perfil de coluna torácica, levando seus ombros para trás e solicitando-se um autoendireitamento, a coluna torácica se corrige e até pode chegar a uma inversão de curva, lordosando-se. Se, como no teste ilustrado, a cifose se mantém, deduzimos que a causa é estrutural, isto é, os corpos vertebrais encontram-se em forma de cunha. As razões são várias: pode ter se desenvolvido assim (moléstia de Scheuermann ou epifisite do adolescente), ter sofrido uma fratura, consolidando-se a seguir nessa forma, ou sofrido microfraturas, consequente à osteoporose, por exemplo.

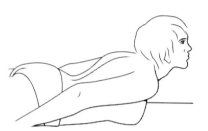

Figura 12

Lordose lombar

O fato de o corpo na região da lombar estar praticamente todo à frente do fio leva a crer que a pelve se inclinou excessivamente à frente provocando uma posteroflexão lombar. Parece uma forma interessante de nos assegurarmos desse fato. No entanto, é sempre útil verificar se o segmento encontra-se efetivamente em anteversão, consoante o teste proposto em equilíbrio sagital pélvico, em que também se discute a importância de nunca nos fiarmos apenas no olhar ao julgarmos um desvio postural (ver discussão de casos na p. 38).

Quanto à coluna lombar ser "forte" e poder ou não desenvolver encurtamento, saliento que a anteversão pélvica-hiperlordose pode estar fixada pela retração de dois grupos musculares: um grupo anterior, como o iliopsoas e os adutores de inserção pubiana, quando o endireitamento voluntário da lordose requer uma grande flexão de joelhos; e um grupo posterior, como os paravertebrais lombares, quando esse endireitamento é realizado parcialmente ou é impossível.

Esse diagnóstico é discutido detalhadamente em *Flexibilidade da cadeia muscular anterior*, no capítulo "Flexibilidade geral" (ver p. 106).

ANÁLISE POSTURAL SEGMENTAR

Como já discutido, ao colocarmos um indivíduo em pé de frente e de perfil a um fio de prumo, podemos ter uma ideia geral de como seus diferentes segmentos corporais estão organizados para vencer a ação da gravidade da forma mais econômica possível para aquele indivíduo. Contudo, somente pela observação, nem sempre podemos afirmar com certeza qual a posição de cada segmento corporal. Estes podem se organizar de várias maneiras, condicionadas por sua estrutura, que, por sua vez, é fruto da herança genética e de fatores comportamentais. Por sua vez, todos os segmentos corporais também podem se organizar entre si de diferentes formas, sempre com o objetivo primordial de atingir o equilíbrio, isto é, de fazer a linha de gravidade baixada a partir do centro de gravidade do corpo cair dentro do polígono de sustentação determinado pelo apoio dos pés no chão. Tudo isso é regido por sofisticados sistemas neurológicos nos quais a posição da cabeça desempenha papel fundamental.

Assim, por exemplo, não podemos afirmar que a pelve encontra-se em anteversão exagerada apenas observando a posição da região sacrolombar de perfil.

É necessário, antes de tudo, definir clinicamente qual a posição pélvica ideal, verificar se a pelve observada obedece a tal critério e só então emitirmos o diagnóstico (ver p. 32).

Para que se julgue clinicamente a posição de cada segmento corporal, é necessária a definição de uma posição ideal para cada um desses segmentos. Essa posição será sempre descrita pela comparação da posição de alguns pontos ósseos de referência, observáveis a olho nu ou palpáveis pela pele. Para essa finalidade nunca se consideram pontos formados essencialmente por tecidos moles, como o umbigo, por exemplo.

Como já foi dito na introdução, os exames posturais de cada segmento devem ser feitos na sequência proposta e sem considerações sobre os possíveis diagnósticos e as inter-relações entre eles. Isso poderia sugestionar o examinador. Portanto, o terapeuta recebe o paciente, faz a anamnese, examina-o, anotando os exames posturais segmentares em uma folha esquemática, conforme o modelo apresentado, e, depois, de preferência após a partida do paciente, analisa os resultados, verificando se são coerentes e a que diagnósticos conduzem. Se dois diagnósticos forem incompatíveis, os exames devem ser repetidos em uma próxima sessão.

PELVE

Equilíbrio frontal pélvico

Como realizar o exame

Como anotar:

EQ. FRONTAL PÉLVICO
E ──────── D

1. O paciente, em pé, mantém os pés em posição de passo.
2. O terapeuta, atrás do paciente, permanece sentado ou ajoelhado (Figura 13).
3. As mãos do terapeuta conservam os polegares dobrados sob as palmas, deixando os demais dedos em extensão alinhados com as palmas.
4. O terapeuta afunda a região dos indicadores no ângulo da cintura e apoia-se firmemente sobre as cristas ilíacas, empurrando-as para baixo.
5. Os olhos do terapeuta colocam-se na altura das cristas ilíacas do paciente; assim pode julgar, com certa segurança, se o dorso de suas mãos encontra-se ou não no mesmo plano horizontal (Figura 14).

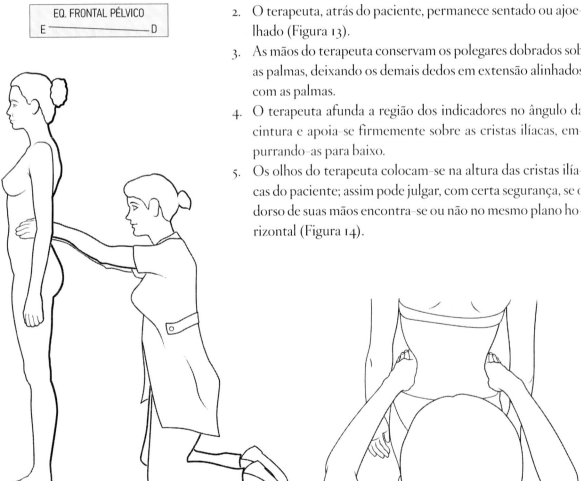

Figura 13   Figura 14

Como elaborar o diagnóstico

1. Se houver desnível das mãos, deve-se colocar um calço sob o membro inferior mais curto.

2. Recolocam-se as mãos sobre as cristas ilíacas para julgar agora se estão alinhadas. Aqui, podem ocorrer duas situações:

   — As mãos estão alinhadas, o que quer dizer que, de fato, o membro inferior calçado está anatomicamente mais curto e o paciente se encontra em condições de realizar os demais exames do tronco na posição ortostática.

   — As mãos não estão alinhadas, o que significa que o examinador se enganou, devendo então retirar o calço e refazer o exame inicial.

Comentários sobre o diagnóstico

1. Por que a pelve deve estar alinhada para que se possam realizar os demais exames do tronco na posição ortostática?

Um membro inferior pode estar mais curto do que o outro por diferentes razões, a saber: trauma, com perda de substância óssea; pequena diferença de crescimento que, no caso da criança, pode-se recuperar; alterações estruturais, como diferença no ângulo de inclinação cervicodiafisário do fêmur no plano frontal, e alterações posturais unilaterais, como joelho varo, valgo, flexo ou hiperestendido.

Seja qual for a causa do desalinhamento, haverá uma compensação inevitável, ou seja, uma lateroflexão da coluna lombar contralateral ao lado mais curto, o que pode parecer uma escoliose, quando se observa o paciente em pé; quando este inclina a coluna à frente, o ilíaco do membro inferior mais longo situa-se em um plano mais alto e a lombar homolateral a ele também, o que poderá diagnosticar-se como uma gibosidade. Se a pelve for adequadamente alinhada, ambos os sinais, a "escoliose" em pé e a "gibosidade" em inclinação anterior, desaparecem.

Essa lateroflexão da coluna lombar também pode chegar até a coluna torácica, desequilibrando a cintura escapular e fazendo um dos ombros parecer mais alto.

A lateroflexão da coluna lombar altera o perfil da cintura no plano frontal, o que pareceria sinalizar uma escoliose lombar ou uma translação do tronco, algo na realidade inexistente.

2. Posição neutra da pelve

É a posição de uma pelve bem equilibrada em um indivíduo em pé.

Resta saber o que se considera uma pelve bem equilibrada em posição ortostática.

Kendall, McCreary e Provance (1995) utilizam dois parâmetros clínicos para considerar a pelve em posição neutra:

— um para o plano sagital que veremos a seguir no item equilíbrio sagital pélvico;
— um para o plano frontal. Nele ambas as espinhas ilíacas anterossuperiores devem se encontrar alinhadas na mesma horizontal.

No entanto, para a análise do plano frontal, considerar o ponto mais cefálico das cristas ilíacas é mais adequado, visto que:

— esse ponto é sempre palpável a partir do ângulo da cintura, pressionando-se o tecido subcutâneo para baixo;
— as espinhas ilíacas anterossuperiores nem sempre são palpáveis, podendo apresentar diferenças anatômicas que dificultarão reconhecer o mesmo ponto à direita e à esquerda.

Equilíbrio sagital pélvico

Como realizar o exame

Como anotar:

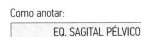

1. O paciente, em pé, mantém os pés na posição de passo.
2. O terapeuta, ao lado do paciente, permanece sentado ou ajoelhado.
3. O terapeuta localiza a espinha ilíaca posterossuperior do paciente e coloca seu indicador reto apontando de trás para a frente o nível exato onde se deve encontrar essa espinha (Figura 15).
4. O paciente coloca três dedos abaixo do nível apontado pelo indicador do terapeuta (Figura 15).
5. O terapeuta muda a posição de seu indicador para o ponto correspondente ao nível do terceiro dedo do paciente (Figura 16).
6. O terapeuta localiza a espinha ilíaca anterossuperior e coloca o indicador reto apontando de frente para trás o nível exato onde se deve encontrar essa espinha (Figura 17).

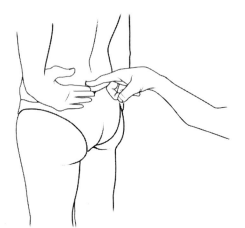

Figura 15

7. Os olhos do terapeuta devem estar no mesmo plano dos seus dedos indicadores para poder julgar mais facilmente se ambos situam-se na horizontal ou se há desequilíbrio, por estarem situados em um plano oblíquo (Figura 18).

Como elaborar o diagnóstico

1. Se ambos os dedos indicadores estiverem situados em um mesmo plano horizontal, a pelve encontra-se equilibrada. Podemos tolerar diferenças de até 1 centímetro de inclinação à frente na mulher e de 1 centímetro de inclinação para trás no homem.
2. Se o indicador encontrar-se mais caudal à frente e mais cefálico atrás, diremos que a pelve está em anteversão. Tolera-se até 1 centímetro de desequilíbrio anterior nas mulheres.
3. Se o indicador encontrar-se mais caudal atrás e mais cefálico à frente, diremos que a pelve se encontra em retroversão. Tolera-se 1 centímetro de desequilíbrio posterior nos homens.

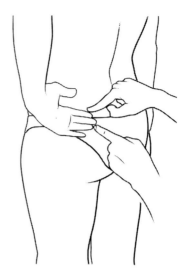

Figura 16

Como localizar a espinha ilíaca posterossuperior (EIPS)

1. A espinha ilíaca posterossuperior (EIPS) encontra-se na região das "covinhas" de um lado e do outro da região superior do sacro.
2. Palpe esse ponto: a crista ilíaca, de fora para dentro, muda de direção, formando um ângulo de 90 graus. Quando o paciente não apresentar "covinhas" evidentes, seu tato saberá distinguir o ponto certo. Se esse ponto anatômico ósseo não for palpável por uma questão de excesso de tecido subcutâneo, será impossível fazer esse diagnóstico clínico. Para assegurar-se de alguma coisa somente mediante raio X.

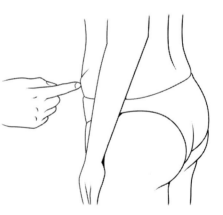

Figura 17

Como localizar a espinha ilíaca anterossuperior (EIAS)

1. Palpe a crista ilíaca anteriormente, em direção ao membro inferior. Em dado momento, o bordo ósseo forma um ângulo de 90 graus, tornando-se francamente vertical. É como se seu dedo caísse em um precipício. Esse é o ponto exato a ser considerado. Coloque o dedo logo após a "queda no precipício" (Figura 17).

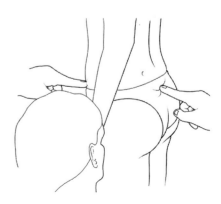

Figura 18

OBSERVAÇÃO

De acordo com Bienfait (1995b), a espinha ilíaca posteroinferior (EIPI) encontra-se, por uma questão de proporção, três dedos do paciente abaixo do ponto correspondente à EIPS, recoberta por massa muscular, não sendo por isso palpável.

Por essa razão, declara que a pelve bem equilibrada na posição ortostática seria aquela que mantivesse EIAS e EIPI em uma mesma horizontal.

Não encontrei nenhuma referência bibliográfica que nos garanta haver essa proporcionalidade entre a distância entre as espinhas ilíacas posteriores e a largura de dois dedos da mão. Assim, prefiro falar de equilíbrio entre EIAS e ponto correspondente a dois dedos do paciente abaixo da EIPS, teste este que já se revelou bastante eficiente, como comentarei a seguir.

Comentários sobre o diagnóstico

Posição neutra da pelve

Seria a posição de uma pelve bem equilibrada em um indivíduo em pé.

Resta saber o que se considera uma pelve bem equilibrada em posição ortostática.

Como já visto anteriormente, Kendall utiliza dois parâmetros clínicos para considerar a pelve em posição neutra:

— No plano frontal, ambas as espinhas ilíacas anterossuperiores devem se encontrar alinhadas na mesma horizontal.
— No plano sagital, sínfise púbica e espinha ilíaca anterossuperior devem se encontrar no mesmo plano vertical (Figura 19).

Para análise do plano sagital é difícil palpar a sínfise púbica em um indivíduo em pé. Trata-se de uma região que frequentemente apresenta muito tecido subcutâneo e, por estar na vizinhança dos órgãos sexuais externos, causa certo constrangimento ao ser palpada para exame.

No entanto, essas referências podem ser utilizadas para as pessoas se posicionarem quando se orientam exercícios com "pelve neutra".

Por exemplo, em decúbito dorsal, com as plantas dos pés apoiadas no chão solicita-se à própria pessoa colocar a região tenar das mãos sobre as EIAS e a ponta dos dedos médios sobre a sínfise púbica e, em seguida, observar o dorso das mãos: se estiverem paralelos ao teto, a pelve encontra-se em posição neutra (Figura 20); se

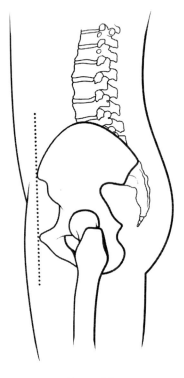

Figura 19

estiverem oblíquos com a ponta do dedo médio mais alta que o dorso da mão, a pelve se encontrará em retroversão (Figura 21); se estiverem mais baixos, ela se encontrará em anteversão.

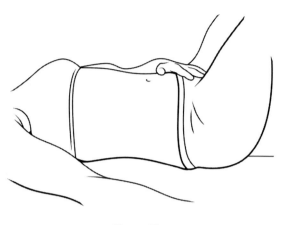

Figura 20

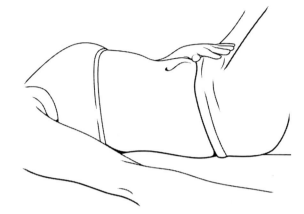

Figura 21

Ângulo sacral

Em ortopedia, a posição do sacro é avaliada por meio de uma radiografia de perfil na posição ortostática. Nessas circunstâncias, considera-se normal a superfície superior do osso sacro formar com a horizontal um ângulo de cerca de 30 graus (Cailliet, 1975) (ângulo sacral – Figura 22).

Ambos os ossos ilíacos encontram-se ligados ao sacro por meio das articulações sacroilíacas, que são de micromovimentos. Assim, as posições do osso ilíaco no espaço condicionarão posições correspondentes do sacro e vice-versa. Um ilíaco equilibrado corresponde a um sacro equilibrado. Podemos então dizer que radiologicamente a posição do ilíaco é avaliada a partir da posição do sacro.

Avaliação clínica proposta por Bienfait

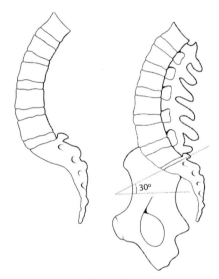

Figura 22

Clinicamente avaliamos a posição do osso ilíaco. Sabendo a posição do ilíaco, deduzimos a do sacro. Essa forma de inferir sua posição, assim como a da coluna lombar inferior, é encontrada nos escritos de Marcel Bienfait (1995b), que, por sua vez, não cita fontes. Disse-me pessoalmente que foi assim que aprendeu a avaliar na década de 1940, quando cursava fisioterapia na França. Particularmente, sempre que tive a oportunidade de comparar esse exame clínico com o de um paciente que também possuía uma radiografia na posição mencionada, essa regra se aplicou. Se você deparar com alguma exceção, procure saber em que posição exata a radiografia foi realizada. O paciente pode estar deitado ou inclinado, por alguma razão de momento; pode até encontrar-se em uma crise de dor lombar; portanto, em posição antálgica, longe de sua posição habitual.

Como L5, L4 e S1 encontram-se intimamente conectados por um potente sistema ligamentar específico, os ligamentos sacroiliolombares, a posição do osso sacro corresponde a uma posição específica de L5, e esta, a uma posição de L4. Se a pelve acha-se em anteversão, as superfícies articulares de L5 estarão imbricadas sobre as superfícies articulares de S1. As de L4 sobre as de L5.

Assim, podemos dizer que, se a pelve encontra-se em anteversão, a coluna lombar inferior acha-se em hiperlordose. Essa hiperlordose pode estender-se até a transição dorsolombar ou não. L3 é a primeira vértebra a se apresentar com ambas as superfícies do corpo vertebral horizontais e não conectada ao sacro ou ao ilíaco. A partir daí, existe certa independência entre o bloco lombar e o bloco pélvico.

Avaliação clínica do equilíbrio sagital pélvico na literatura

A análise clínica do equilíbrio da pelve no plano sagital continua carente, na literatura indexada, de referências a pontos ósseos a serem palpados, comparados e relacionados a um equilíbrio sagital normal.

Kendall, McCreary e Provance (1995) declaram que a EIAS e a EIPS homolaterais encontram-se "aproximadamente" no mesmo plano.

Norkin e Levangie (2001) declaram que, "em posição ótima" da pelve, a linha que conecta as espinhas ilíacas anterossuperior e posterossuperior é horizontal.

Examinei 24 voluntários, alunos de fisioterapia da Universidade Luterana do Brasil (Ulbra) em Porto Alegre. Foram colocados em pé e, por meio de um dispositivo inspirado em Sanders e Stavrakas (1981) ilustrado na Figura 23, a distância da EIAS ao chão e a da EIPS ao chão foi medida. Verifiquei que em 100% dos indivíduos a espinha ilíaca anterossuperior encontrava-se em um plano mais caudal que a posterossuperior.

Na literatura, encontram-se propostas de mensurações clínicas da curva lombar com régua flexível (Hart e Rose, 1986), das básculas pélvicas mediante a análise das coordenadas de marcos colocados sobre a pele, utilizando-se sistemas computadorizados (Day, Smidt e Lehmann, 1984), da posição relativa das espinhas ilíacas ântero e posterossuperiores por meio de fórmula trigonométrica (Sanders e Stavrakas, 1981) etc.

De todas, a de Sanders e Stavrakas (1981) parece a de aplicação, se não fácil, ao menos possível, necessitando apenas de dispositivos de fácil obtenção, além de já ter sido testada e considerada de boa credibilidade (Gajdosik, Simpson e Smith, 1985). Propõe que se cal-

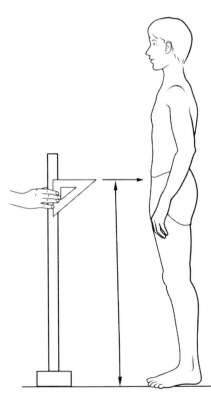

Figura 23

cule a inclinação da pelve na posição em pé mediante um ângulo formado pela linha que passa pela EIAS, pela EIPS e pela horizontal.

Esse ângulo é calculado obtendo-se as seguintes medidas:

— Distância do piso à EIAS (Figura 24b).
— Distância do piso à EIPS (Figura 24b).
— Distância entre a EIAS e a EIPS (que se pode obter com uma régua flexível) (Figura 24a).

De posse desses dados, pode-se traçar um triângulo retângulo cujo ângulo formado pela reta que reúne as espinhas ilíacas anterior e posterior e a horizontal representará o ângulo de inclinação pélvica e poderá ser calculado por meio de uma fórmula trigonométrica:

sen. do ângulo de inclinação = lado oposto/hipotenusa

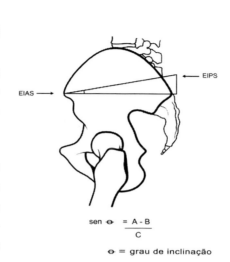

Figura 24a

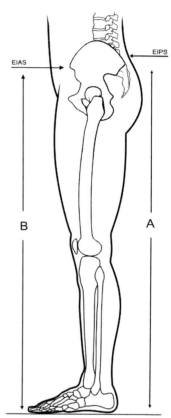

Figura 24b

— O lado oposto é a diferença entre a distância da EIPS e o chão e a distância entre a EIAS e o chão. A hipotenusa é a distância entre EIPS e a EIAS medida com a régua flexível.
— Com a tabela trigonométrica se verifica o valor do ângulo (Figura 24a).

Walker *et al.* (1987), pesquisando as relações entre lordose lombar, inclinação pélvica e força abdominal, declararam não haver encontrado estudos que discutam a validade da utilização de uma linha entre a EIAS e a EIPS que intercepte um plano horizontal como representação do ângulo de inclinação pélvica. No entanto, acreditavam que, teoricamente, o método que empregaram em sua pesquisa parecia representar essa inclinação. Trata-se do método de Sanders e Stavrakas, com um facilitador: em vez de realizar todas as mensurações propostas e de utilizar a fórmula trigonométrica para determinar tal ângulo, utilizaram um inclinômetro, cujo emprego já havia sido descrito anteriormente por Loebl (1967), no qual liam o valor do ângulo diretamente no dispositivo.

Com ou sem a utilização do inclinômetro, esse procedimento me parece bastante adequado para pesquisas, mas no consultório a proposta de M. Bienfait continua sendo a de maior praticidade e sua eficiência é demonstrada pelos inúmeros casos onde um raio X realizados anterior ou posteriormente ao exame clínico confirmaram o resultado do exame clínico em questão. Além disso, gostaria de descrever sucintamente dois casos nos quais a aplicação desse exame clínico foi fundamental na elucidação do diagnóstico final.

Discussão de casos

Caso 1

Recebi em supervisão o caso dessa criança, cujos contornos da foto de perfil reproduzo na Figura 25. Julgava-se que era portadora de uma hiperlordose, seu tratamento era centrado em posturas de retroversão pélvica.

O exame do alinhamento da EIAS e do ponto correspondente a dois dedos da paciente abaixo da EIPS resultava em uma reta quase horizontal.

Aos raios X, que a paciente já possuía mas, por causa da aparência da lombar, não teve o ângulo sacral medido, pode-se constatar que este era de, aproximadamente, 35 graus, portanto normal.

Nunca se deve confiar apenas em uma análise visual. Em cada segmento devem-se procurar referências ósseas a serem comparadas entre si para só então poder afirmar alguma coisa com respeito ao alinhamento do segmento em questão.

Caso 2

Em outra ocasião recebi em supervisão o caso de uma paciente que ao exame clínico apresentava evidente retroversão pélvica. Em raios X de perfil evidenciava-se um ângulo sacral de mais de 45 graus, portanto, que não coincidia com um ilíaco em retroversão. O exame de outros raios X obtidos em plano frontal evidenciou-se a primeira vértebra sacra lombarizada. Portanto, o que se visualizava como superfície superior do osso sacro era a superfície superior de S2. Nesse caso, não estamos mais diante de um caso de caráter postural e, sim, a um caso de caráter ortopédico.

Tive a oportunidade de ver outras radiografias de pacientes com o mesmo problema e esse comportamento do osso sacro e do osso ilíaco se repete.

Parece que a musculatura paravertebral que chega a inserir-se no corpo do sacro abaixo de S2 puxa-o em direção à lombar, aumentando a inclinação do osso como em uma "hiperlordose". A musculatura que vem dos membros inferiores e insere-se sobre o ilíaco (isquiotibiais) traciona-o em retroversão. Não havendo integridade osteoarticular da região lombossacral, o sistema ligamentar que chega até S1 não é capaz de manter a posição das peças ósseas que partem cada uma em um sentido.

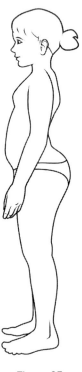

Figura 25

Equilíbrio horizontal pélvico

Como realizar o exame

1. O paciente em pé mantém os pés na posição de passo e os calcanhares rigorosamente alinhados. É claro que um pé não pode estar à frente do outro, o que provocaria o deslocamento anterior de um dos ossos ilíacos em relação ao outro.
2. O terapeuta posta-se em frente ao paciente.
3. O terapeuta apoia levemente a polpa de seus polegares contra as espinhas ilíacas anterossuperiores do paciente (Figura 26) e observa a posição de seus polegares de cima para baixo (Figura 27). Estes devem encontrar-se em uma mesma linha horizontal, situada em plano frontal ao paciente.
4. Em caso de dúvida: se o paciente for obeso, se a localização das espinhas estiver difícil ou se o desvio for mínimo, pode-se confirmar o diagnóstico apoiando levemente os polegares sobre o osso sacro, na região de S1, à direita e à esquerda, próximo à articulação com o ilíaco, e observar de cima para baixo, verificando se os polegares mantêm o mesmo alinhamento constatado no exame realizado na frente (Figura 28).

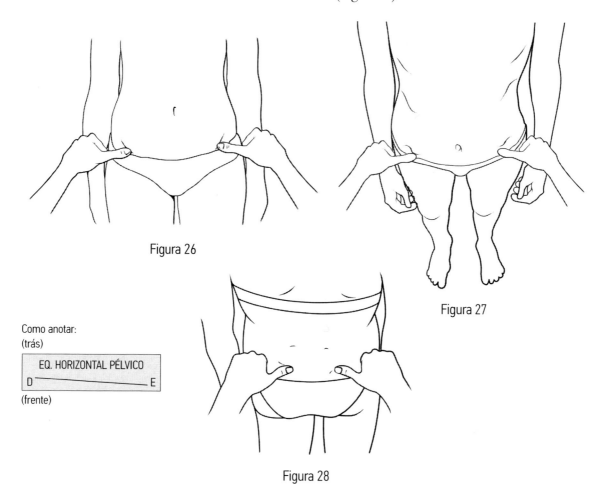

Figura 26

Figura 27

Figura 28

Como anotar:
(trás)

EQ. HORIZONTAL PÉLVICO
D ——————— E

(frente)

Como elaborar o diagnóstico

1. Se um dos polegares estiver mais posterior do que o outro, diremos que a pelve encontra-se desalinhada no plano horizontal, de acordo com Bienfait (1995b), apresentando-se "em rotação" para esse lado.

2. Por exemplo, se a pelve se posterioriza à direita, leva junto a coluna lombar. Há uma rotação mínima entre L5 e S1, assim, o sacro pode deslocar-se alguns graus sob L5, que permanece imóvel, mas rapidamente L5 acompanhará o movimento à direita com a pelve. Nesse caso, a pelve encontra-se em rotação à direita. "Uma rotação horizontal pélvica além de 5° a 8° sempre é acompanhada de uma rotação lombar no mesmo sentido" (Bienfait, 1995b).

Comentários sobre o diagnóstico

1. Se houver rotação pélvica, deve-se examinar o paciente em posição de decúbito dorsal, colocando-se os polegares nos mesmos pontos, conforme descrito no exame em pé, e verificar se a rotação se mantém ou não. Em caso positivo, deve estar relacionada a um desequilíbrio dos segmentos corporais superiores, em um processo descendente. Em caso negativo, deve estar associada a um desequilíbrio dos membros inferiores, que, neutralizados nessa posição, deixam de exigir a posição compensatória da pelve. Nesse caso o processo é ascendente.

2. Se houver rotação pélvica, devemos comparar este exame com o exame das gibosidades. Gibosidade é, como veremos a seguir, uma rotação lombar. Se houver gibosidade lombar homolateral à rotação pélvica, é provável que esta esteja associada à rotação pélvica, em processo ascendente. Por sua vez, a rotação pélvica pode relacionar-se ao desequilíbrio torcional de um dos membros inferiores. Estes devem ser cuidadosamente examinados e os resultados, comparados.

3. Se houver rotação pélvica em um indivíduo em fase de crescimento, seria interessante mantê-lo em observação. Como é comum encontrar ambos os desvios presentes em indivíduos portadores de gibosidade lombar, é de se pressupor que a rotação pélvica poderia, no futuro, associar-se a uma gibosidade lombar.

4. Se a gibosidade lombar for contralateral, devem-se verificar os resultados dos exames torcionais (ver p. 89) de membros inferiores. É possível que determinado desvio torcional esteja associado com a rotação pélvica para um dos lados, ou

seja, para o lado que aparece em posição ortostática e, quando eliminado, provoca o aparecimento de rotação pélvica homolateral à gibosidade; esta, por sua vez, relaciona-se com outro desvio existente a ser pesquisado (ver caso discutido no capítulo "Diagnóstico clínico postural", p. 119).

TRONCO

Gibosidades

Como realizar o exame

1. O paciente em pé, diante de uma parede de cor uniforme, mantém os pés em posição de passo, a bacia equilibrada no plano frontal, com calço, se for necessário.
2. O terapeuta posta-se atrás do paciente.
3. O paciente inclina a cabeça, deixa cair os braços em direção ao chão e, devagar, movimenta-se para baixo, realizando uma lenta anteflexão do tronco, levando as mãos em direção aos pés até onde possível, mas sem forçar (Figuras 29 e 30).
4. O terapeuta coloca os olhos no mesmo nível da vértebra que se está inclinando à frente. À medida que a descida do paciente progride, o terapeuta vai baixando o olhar, vendo desfilar cada segmento do tronco delineado contra o fundo de cor uniforme. Dessa forma, assim que há uma assimetria das regiões paravertebrais, o terapeuta consegue detectá-la de imediato e pode riscar um traço sobre a vértebra correspondente ao começo e ao final da assimetria, para determinar quais as vértebras correspondentes à gibosidade (Figura 31).
5. O mesmo exame pode também ser realizado na posição sentada, para determinar se a gibosidade se atenua, desaparece ou se mantém.

Como anotar:

GIBOSIDADES

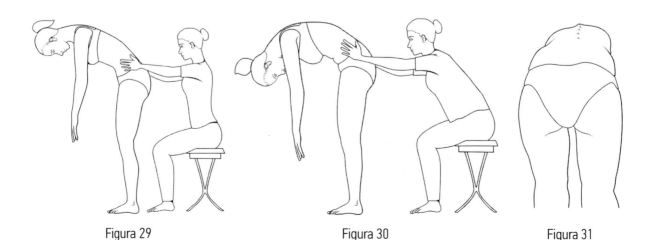

Figura 29   Figura 30   Figura 31

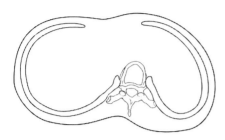

Figura 32

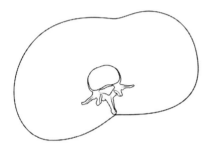

Figura 33

Como elaborar o diagnóstico

A gibosidade corresponde a uma rotação vertebral. O corpo desloca-se para um dos lados, o lado da rotação. Desse lado, a apófise transversa posterioriza-se. Na região torácica, as apófises transversas posteriorizadas levam junto as costelas com as quais se articulam (Figura 32), na região lombar, e as apófises transversas empurram a massa comum muscular para trás (Figura 33). Em ambas as regiões, isso corresponde a um aumento de volume, a uma saliência unilateral denominada gibosidade. Em casos avançados, a gibosidade é visível em posição ortostática, mas, desde os primeiros graus de rotação, ela se evidencia em inclinação anterior do tronco, como já foi descrito.

Caso a gibosidade desapareça ou se atenue, no mesmo exame realizado na posição sentada, conclui-se que ela deva ser causada por um desequilíbrio torcional de um dos membros inferiores, motivo pelo qual estes devem ser cuidadosamente examinados e ter os resultados devidamente comparados. Nesse caso, estamos diante de um processo ascendente.

Caso a gibosidade não desapareça, duas hipóteses se configuram:

— Pode ser compensação de desequilíbrio superior, cervical ou escapular em processo descendente.
— Pode ser causada por desequilíbrio dos membros inferiores, mas já estar muito fixada, o que vem a impedir que desapareça, mesmo quando os membros inferiores sejam neutralizados durante o exame na posição sentada.

Comentários sobre o diagnóstico

A forma apresentada pela gibosidade é importante. Se, de um lado, a apófise transversa posteriorizou-se, de outro a transversa anteriorizou-se proporcionalmente. Assim, se de um lado a posteriorização criou uma saliência, de outro a anteriorização gerou uma depressão. Portanto, só consideramos ser gibosidade a convexidade acompanhada de um achatamento contralateral. Se, de um lado, se observa uma convexidade maior e de outro uma convexidade menor, trata-se provavelmente de uma massa muscular mais desenvolvida de um lado do que do outro.

Caída de membros superiores no plano frontal

Como realizar o exame

1. O paciente, em pé, mantém os pés em posição de passo.

2. O terapeuta posta-se em pé, de frente para o paciente, a uma distância suficiente para observar:

— O nível em que se situa a região distal dos dedos médios de ambas as mãos.
— Quanto os antebraços de ambos os lados tocam a região lateral dos quadris.

3. Para maior precisão, o terapeuta pode abaixar-se, focalizando o olhar no mesmo plano das mãos do paciente.

Como elaborar o diagnóstico

1. Duas situações são observadas neste exame:

— A região distal dos dedos médios de ambas as mãos deve cair em um mesmo plano horizontal.
— Quanto os antebraços tocam a região pelvitrocanteriana de um lado e de outro (Figura 34).

2. Se uma das mãos situa-se em um plano mais cefálico do que a outra, observar:

— A pelve encontra-se adequadamente reequilibrada no plano frontal? Um desequilíbrio de comprimento de um dos membros inferiores causa uma lateroflexão lombar que pode chegar até a região torácica alta, desequilibrando a cintura escapular (ver penúltimo parágrafo da página 31).
— O exame da caída de membros superiores no plano sagital, descrito a seguir, quando um eventual flexo de cotovelo unilateral causado por trauma ou processo reumático pode determinar a diminuição do comprimento total do membro superior desse lado.

3. Uma vez afastadas essas duas hipóteses, observa-se então:

— A região externa da clavícula homolateral encontra-se mais alta? (Exame a ser descrito no capítulo sobre posicionamento das clavículas.)
— Se a resposta for afirmativa, essa é a causa de uma das mãos situar-se em um plano mais cefálico do que a outra (Figura 35).
— O tronco encontra-se deslocado para um dos lados? (Ver página 48.)
— Se a resposta for afirmativa, um dos antebraços tocará menos a região lateral do quadril, tanto nas translações quanto nas lateroflexões do tronco (Figura 36).

Como anotar:

CAÍDA DE MMSS PL FRONTAL
D + CAUDAL / ANTEBR > CONTATO
E + CEFÁLICO / ANTEBR < CONTATO

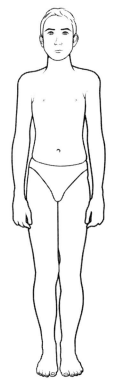
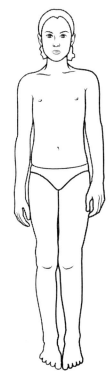
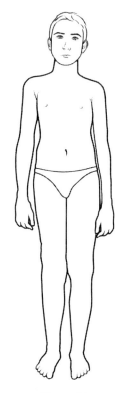

Figura 34　　　　Figura 35　　　　Figura 36

Comentários sobre o diagnóstico

Este é mais um dado para confirmar a translação ou a laterofle-xão do tronco: o antebraço toca menos a lateral do quadril do lado em que o ângulo da cintura é mais aberto? Trata-se, então, de uma translação. O antebraço toca menos o quadril do lado em que o ângulo da cintura é mais fechado? Trata-se de uma lateroflexão (ver *Deslocamento do tronco no plano frontal*, p. 48).

Caída de membros superiores no plano sagital

Como realizar o exame

1. O paciente fica em pé e mantém os pés em posição fisiológica.
2. O terapeuta mantém-se em pé, a uma distância suficiente para observar o posicionamento das mãos do paciente. Estas devem cair na região do terço médio da coxa (Figura 37).

Como elaborar o diagnóstico

1. As mãos podem cair no terço médio.

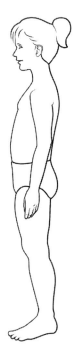

Figura 37

Nesse caso, a cintura escapular encontra-se bem posicionada em um plano horizontal. Vistos de cima, os ombros encontram-se alinhados com o plano frontal intermediário.

2. As mãos podem cair no terço anterior (Figura 38), entre o terço anterior e a região anterior da coxa (Figura 39), ou totalmente defronte da coxa (Figura 40).

   Nesses três casos, os ombros encontram-se "enrolados" para a frente. Cada uma dessas possibilidades representa o mesmo problema em três diferentes estágios de gravidade. O sulco entre os músculos deltoide e peitoral maior é bem pronunciado, por causa de uma atitude astênica associada ou não à retração de peitorais (ver p. 58).

3. As mãos podem cair no terço posterior da coxa (Figura 41). É uma possibilidade mais rara e deve-se à posteriorização do tronco. O controle do desequilíbrio fica por conta dos ligamentos anteriores da articulação coxofemoral, e a região torácica posterioriza-se mais do que a lombar, levando antebraços e mãos para trás da região do terço médio das coxas.

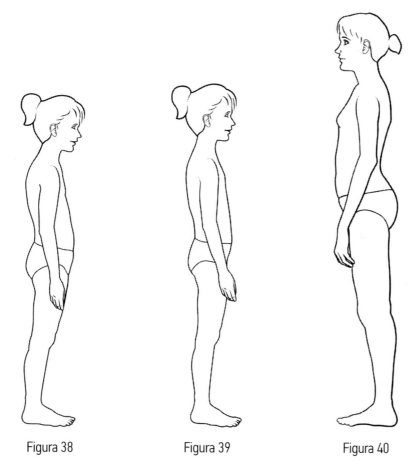

Figura 38   Figura 39   Figura 40

4. As mãos podem cair em locais distintos, uma mais anterior do que a outra (Figuras 42 e 43). Neste caso, em geral há uma assimetria de tensão de músculos peitorais, fazendo com que um ombro esteja mais enrolado do que o outro, quando então um sulco deltopeitoral estará mais profundo do que o outro e o bordo interno de uma escápula estará mais distante das apófises espinhosas torácicas do que o outro. Essa é uma situação comum em pessoas que praticam atividades manuais, com predominância funcional muito marcada do lado do membro superior dominante, como massagistas, estudantes que carregam muito peso sobre o ombro ou passam muitas horas escrevendo em posição de tronco torcionado anteriorizando a mão dominante.
5. Se este não for o caso, observar se há sinais de uma escoliose torácica não equilibrada por uma curva lombar, quando então a rotação vertebral provoca o recuo de ombro e membro superior homolaterais e o avanço de ombro e membro superior contralaterais. Esse é um caso mais raro, mas possível, especialmente nos primeiros estágios da instalação do desequilíbrio escoliótico.

Como anotar:

CAÍDA DE MMSS
PLANO SAGITAL
D 1/3 ant coxa   E entre 1/3 ant
                  e frente à coxa

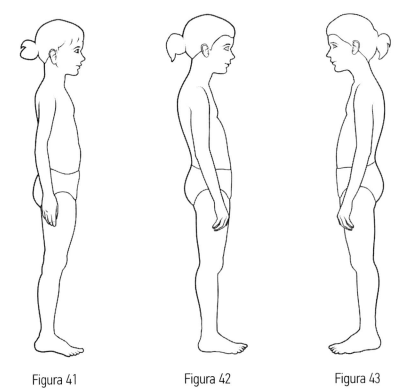

Figura 41   Figura 42   Figura 43

Perfil da cintura no plano frontal

Como realizar o exame

1. O paciente fica em pé e mantém os pés em posição de passo.
2. O terapeuta fica em pé, diante do paciente, a uma distância suficiente para apreciar o contorno da cintura dele contra uma parede de cor uniforme.
3. Apenas o contorno da pele da cintura deve ser levado em conta. Não considerar a posição dos braços em relação ao corpo.

Como elaborar o diagnóstico

1. A região inferior do tronco e a região superior da crista ilíaca formam um ângulo correspondente ao perfil da cintura. Se ambos os ângulos são simétricos, estamos diante de uma situação normal (Figuras 44 e 45).
2. Se forem diferentes, devemos observar se a pelve foi devidamente equilibrada no plano frontal. Um membro inferior mais curto determina obliquidade pélvica e lateroflexão lombar que alteraria esse perfil (ver último parágrafo da p. 31).
3. Se a pelve estiver devidamente equilibrada e os perfis da cintura no plano frontal encontram-se assimétricos (Figuras 46 e 47), devemos comparar esse exame com o das gibosidades (ver p. 41). A gibosidade lombar homolateral ao ângulo mais aberto confirma escoliose lombar.
4. Se os perfis da cintura estiverem assimétricos e não houver gibosidade, pode tratar-se de uma translação de tronco, a ser comparada com o exame do deslocamento do tronco no plano frontal.

Comentários sobre o diagnóstico

Se a pelve estiver devidamente equilibrada no plano frontal com os perfis da cintura assimétricos e, ao exame, verifica-se a presença de gibosidade do lado do ângulo mais fechado, provavelmente essa gibosidade seja toracolombar (acompanhada, portanto, de uma lateroflexão para o lado do ângulo mais aberto) e não desça abaixo de L3, de forma que entre L3 e S1 o segmento lombar comporta-se em lateroflexão compensatória, para o lado do ângulo mais fechado.

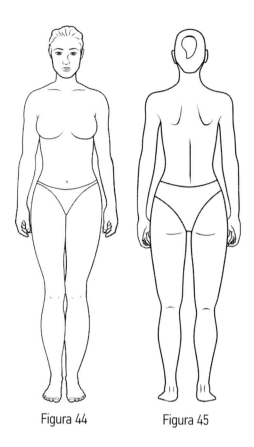

Figura 44   Figura 45

Como anotar:

PERFIL DA CINTURA PLANO FR
D ângulo + fechado
E ângulo + aberto

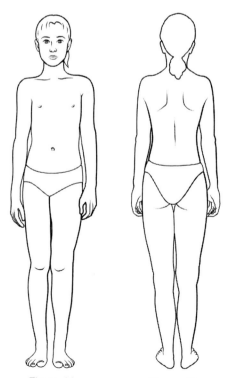

Figura 46   Figura 47

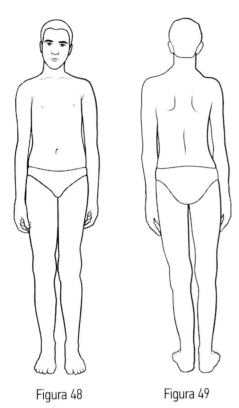

Figura 48 Figura 49

Como anotar:

DESLOCAMENTO DO TRONCO NO PLANO FRONTAL
Tronco para a D

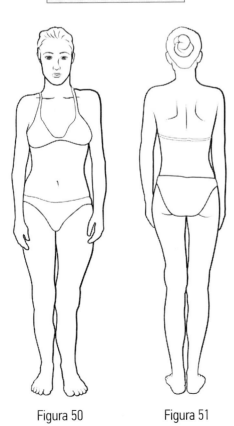

Figura 50 Figura 51

Deslocamento do tronco no plano frontal

Como realizar o exame

1. O paciente em pé mantém os pés na posição de passo.
2. O terapeuta fica em pé, diante do paciente, a uma distância suficiente para avaliar o contorno da cintura dele contra uma parede de cor uniforme.
3. Apenas o contorno da pele da cintura deve ser apreciado. Não considerar a posição dos braços em relação ao corpo. A região inferior do tronco e a região superior da crista ilíaca formam um ângulo correspondente ao perfil da cintura. Se esses ângulos não estiverem simétricos, devemos anotar qual deles parece mais aberto e qual parece mais fechado. Em seguida, observar para que lado o tronco parece desviado.

Como elaborar o diagnóstico

1. Se estiver desviado para o lado do ângulo mais fechado (Figuras 48 e 49), trata-se provavelmente de uma lateroflexão lombar com rotação para o lado oposto, isto é, uma escoliose. Esse dado deve ser conferido com o exame das gibosidades. Há de fato uma gibosidade para o lado oposto ao do ângulo mais fechado, para onde o tronco parece inclinar-se? Se esse for o caso, estamos diante de uma escoliose.
2. Se o tronco estiver desviado para o lado do ângulo mais aberto (Figuras 50 e 51), trata-se provavelmente de uma translação do tronco, uma inclinação sem rotação dos corpos vertebrais. Esse dado deve ser conferido com o exame das gibosidades. Se houver apenas uma translação, não haverá gibosidade lombar. Se houver gibosidade lombar, o tronco deve estar deslocado para o lado do ângulo mais fechado da cintura, e o terapeuta se enganou.
3. Uma possibilidade para o "engano" visual do terapeuta é que, quando falamos sobre desvio do tronco no plano frontal, pressupomos que esse desvio ocorra a partir das vértebras lombares inferiores, sem nenhum tipo de desequilíbrio estático contrapondo-se nos segmentos superiores. No entanto, pode haver dois tipos de compensação associados:

— Uma lateroflexão torácica para o lado oposto como resultado de uma curva escoliótica oposta à lombar. Nesse caso, estamos perante uma escoliose em que o tronco parece desviado para o lado do ângulo da cintura mais aberto, porque a curva torácica, primária e maior do que a lombar, que não conseguiu equilibrá-la, está levando o tronco e o braço correspondente para longe da linha média do corpo (Figuras 52 e 53).
— O ombro contralateral à escoliose lombar mais elevado do que o outro pela tensão dos elevadores da escápula, que pode fazer "abrir" o ângulo da cintura de seu lado. Essa elevação se confirma com o exame da inclinação das clavículas no plano frontal (ver p. 54).

Comentários sobre o diagnóstico

Este exame é muito importante. Por mais que o tronco pareça desviado, trazendo a impressão de uma escoliose, se esse desvio ocorrer para o lado do ângulo mais aberto da cintura, sem gibosidade não se tratará de escoliose, mas sim de translação do tronco. Essa translação acompanha-se de maior tensão dos músculos psoas homolateral e piriforme contralateral à translação, tensão essa sensível à palpação (ver p. 114 e 117). Como ambos são músculos muito potentes e solicitados, um em movimentos de grande força, outro na manutenção postural, podem estar bem tensos de ambos os lados, tornando difícil a diferenciação do grau de tensão relativa. No entanto, o trabalho de normalização da tensão desses músculos é fundamental no tratamento da translação do tronco.

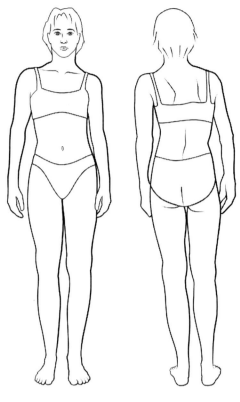

Figura 52   Figura 53

Dois testes acessórios

Teste de flexão dos joelhos

Trata-se de um exame acessório, complementar, que serve apenas para ajudar a confirmar o diagnóstico de escoliose lombar nos casos mais sutis.

Como realizar o exame

1. O paciente fica em pé e mantém os pés em posição de passo. A pelve está equilibrada no plano frontal.

2. O terapeuta permanece em pé, atrás do paciente, a uma distância suficiente para observar bem a coluna lombar no plano frontal.
3. O paciente dobra um dos joelhos, mantendo ambos os calcanhares no chão, criando um encurtamento do membro inferior desse lado. De imediato, a coluna lombar compensará em lateroflexão para o lado oposto, desenhando um "C" com a convexidade voltada para o lado do membro inferior fletido (Figura 54). O mesmo teste é repetido do outro lado.

Como elaborar o diagnóstico

1. Se de ambos os lados formou-se um "C", a coluna vertebral é móvel em ambos os sentidos e está normal.
2. Se de um lado formou-se um "C" e do outro a coluna manteve-se vertical em "I" (Figura 55), é sinal de que há uma lateroflexão já fixada para o lado oposto ao do aparecimento do "C".

Comentários sobre o diagnóstico

Vamos supor que haja uma rotação lombar à esquerda, com lateroflexão à direita. A convexidade do "C" está voltada para a esquerda. Quando o paciente for solicitado a fletir o membro inferior esquerdo, do lado da convexidade do "C", a coluna é capaz de fletir-se para o lado oposto, seguindo o desenho do "C".

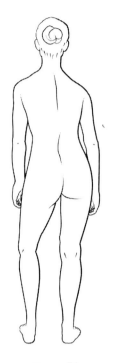

Figura 54

Quando o membro inferior direito flexiona-se, a coluna é solicitada a desenhar um "C" à direita, o que requereria uma inclinação da coluna com hipercorreção da deformidade para o lado oposto, o que é, naturalmente, impossível. A coluna permanece então reta, rígida em "I".

No caso de deformidades mais estruturadas em adultos que apresentam retrações mais generalizadas da musculatura paravertebral e da região glútea, essa leitura é mais difícil. Seria necessário tornar o segmento fêmur-tronco mais flexível para que a deformidade em lateroflexão ligada à rotação se manifestasse. No entanto, como se trata de exame complementar, útil nos casos sutis, portanto iniciais, é aplicável especialmente em crianças nas quais queremos estabelecer diagnósticos precoces, quando tais retrações mais generalizadas são raras.

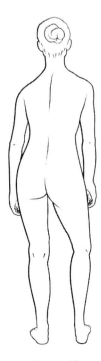

Como anotar:

TESTE DE FLEXÃO DE JOELHOS	
C	I

Figura 55

Golpe de machado

Trata-se de um exame acessório e complementar, realizado apenas como auxílio para confirmar o diagnóstico nos casos mais sutis.

Como realizar o exame

1. O paciente, em pé, mantém os pés em posição de passo. A pelve está equilibrada no plano frontal.
2. O terapeuta permanece em pé, atrás do paciente, a uma distância suficiente para observar bem a coluna lombar no plano frontal.
3. Observar se de um dos lados da cintura do paciente existe uma profunda prega que não aparece do outro lado (Figura 56).
4. Em caso de crianças obesas, pode aparecer uma prega de um lado e duas do lado oposto.

Como elaborar o diagnóstico

Essa prega é o "golpe de machado", que indicaria a existência de uma lateroflexão da coluna para esse lado. Quando ela aparece, em geral combina-se com sinais de uma escoliose contralateral, ou seja, gibosidade contralateral, com ângulo homolateral da cintura mais fechado.

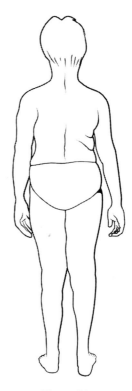

Figura 56

Como anotar:

GOLPE DE MACHADO
+   à   D

Mobilidade respiratória

Fala-se em "tipo respiratório" ou "padrão respiratório" quando, durante a inspiração, um dos movimentos descritos a seguir predomina. Na realidade, no indivíduo normal, todos os movimentos devem estar presentes ao mesmo tempo, com as características descritas. De acordo com o que será discutido, se um dos movimentos for excessivo ou insuficiente, supõe-se existir uma causa patológica para tanto. O "tipo respiratório" é, por isso, patológico, uma vez que nenhum movimento deve predominar.

Mobilidade esternal

Como realizar o exame

1. O paciente, em pé, mantém os pés em posição de passo e os braços pendentes ao longo do corpo.
2. O terapeuta permanece em pé diante do paciente e pousa levemente o dedo indicador sobre o esterno dele (Figura 57).
3. O paciente inspira profundamente (Figura 58) e expira normalmente, em seguida.

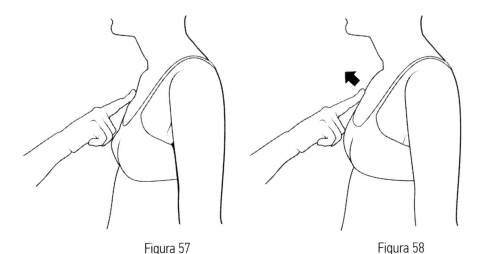

Figura 57   Figura 58

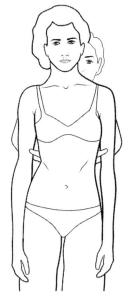

Figura 59

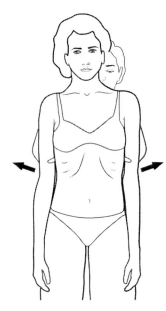

Figura 60

Como elaborar o diagnóstico

1. Se o esterno sobe e desce em uma boa amplitude, supõe-se que sua mobilidade seja normal e o movimento respiratório não seja restringido por falta de mobilidade dessa região.
2. Se o esterno apresenta pouca mobilidade ou está imóvel, sua descida deve estar sendo impedida por uma retração dos músculos escalenos.

Comentários sobre o diagnóstico

A pouca mobilidade ou imobilidade total do esterno é comum em indivíduos de perfil atlético, habituados a importantes esforços profissionais ou esportivos. A grande solicitação dos músculos escalenos como suspensores da caixa torácica pode causar-lhes retrações, fixando as primeiras costelas em posição de inspiração. Não mais contando com o fluxo de oxigênio que poderia ser bombeado por essa região, o indivíduo conta apenas com o movimento costal inferior, mais amplo, que pode satisfazer suas necessidades respiratórias, porém o volume inspiratório total estará diminuído.

Mobilidade costal inferior

Como realizar o exame

1. O terapeuta coloca os indicadores de um lado e do outro da região costal lateral inferior (Figura 59).
2. O paciente inspira profundamente (Figura 60) e expira normalmente, em seguida.

Como elaborar o diagnóstico

1. Se as costelas inferiores apresentam boa amplitude de movimento lateral durante a inspiração forçada e a expiração que se segue, a mobilidade torácica inferior é normal e o movimento respiratório não é restringido por falta de mobilidade dessa região.
2. Se as costelas apresentam pouca mobilidade ou se encontram imóveis, devem estar sendo impedidas pela pouca mobilidade das articulações costovertebrais das costelas inferiores de 7 a 10.

Comentários sobre o diagnóstico

A pouca mobilidade ou imobilidade total das costelas inferiores em um paciente com problemas posturais (não estamos falando em afecções de ordem reumática, traumática e outras) deve ser de ordem articular já que o músculo diafragma, responsável pelo movimento da região, está ativo. Estas articulações podem estar pouco móveis por falta de flexibilidade capsuloligamentar associada à retração dos paravertebrais locais e hábitos de pouca movimentação em torção, anteflexão e posteroflexão desse segmento vertebral.

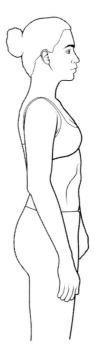

Figura 61

Mobilidade abdominal

Como realizar o exame

Enquanto o paciente realiza as duas inspirações forçadas anteriormente descritas, o terapeuta deve observar a mobilidade da região abdominal.

Como elaborar o diagnóstico

1. Se o abdome apresenta um movimento mínimo durante as inspirações forçadas, dando a impressão de ser contido por uma "faixa", a mobilidade abdominal é normal. A "faixa" representada pelo músculo transverso abdominal é eficiente.
2. Se o abdome apresenta um movimento amplo durante as inspirações forçadas, dando a impressão de que as vísceras são empurradas para fora, a mobilidade abdominal é exagerada e o músculo transverso abdominal é deficiente (Figuras 61 e 62).

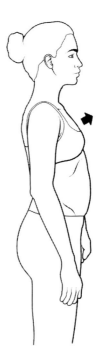

Figura 62

MOBILIDADE RESPIRATÓRIA NORMAL

Como anotar:

MOBILIDADE RESPIRATÓRIA
Mobilidade esternal +++
Mobilidade costal inf +++
Mobilidade abdominal +

Comentários sobre o diagnóstico

Durante uma inspiração, o diafragma desce e comprime as vísceras abdominais tendendo o ventre a expandir-se à frente. As costelas inferiores afastam-se lateralmente. O músculo transverso abdominal que aí se insere é tensionado e entra em contração, retendo as vísceras que estão sendo empurradas anteriormente. A sinergia entre o diafragma e o transverso abdominal faz que o movimento abdominal anterior seja mínimo. Observe uma criança que começa a andar. O tônus de seu músculo transverso ainda não se instalou totalmente, e a mobilidade abdominal é excessiva durante as inspirações. Se na criança pequena isso é normal, no adulto o mesmo movimento é anormal, demonstrando falta de tônus dessa musculatura. Essa falta de tônus no adulto é resultado de problemas posturais, inatividade física, excesso de peso ou uma combinação de todos esses fatores. Note um cachorro respirando, sentado em suas patas traseiras. Seu abdome expande-se a cada inspiração, mas a atividade elástica de contenção a cada inspiração é visível. O que devemos esperar de um músculo transverso abdominal humano normal aproxima-se desta atividade e não daquela de uma criança que apenas esboça os primeiros passos em posição de indivíduo bípede.

CINTURA ESCAPULAR
Posicionamento das clavículas
Inclinação

Como realizar o exame

1. O paciente, em pé, mantém os pés em posição fisiológica.
2. O terapeuta permanece em pé, de frente para o paciente.
3. O terapeuta pousa suavemente os dedos polegares, com as unhas voltadas para si, sobre as extremidades externas das clavículas, nas articulações acromioclaviculares (Figura 63).

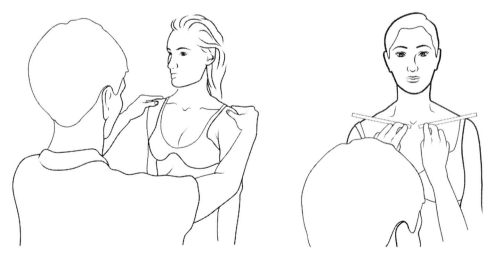

Figura 63　　　　　　　　　　　　　　Figura 64

4. O terapeuta desce o olhar até o nível das clavículas e observa o alinhamento das unhas de seus polegares.
5. Em caso de dúvida, coloca dois lápis iguais paralelos às clavículas e examina afastando-se o máximo possível (Figura 64).

Como elaborar o diagnóstico

1. As clavículas devem estar levemente oblíquas. O posicionamento das clavículas está normal quando suas extremidades externas encontram-se alinhadas (as unhas dos polegares do examinador estão na horizontal) e as extremidades internas das clavículas, na articulação com o esterno, estão em nível ligeiramente inferior em relação às extremidades externas.
2. Se os polegares encontram-se desnivelados, observar o que se segue:

   — As cristas ilíacas estão alinhadas? Se no início do exame não tivermos equilibrado a pelve sobre um membro inferior de comprimento diferente, a lateroflexão da coluna lombar pode repercutir até a região torácica alta e causar um desequilíbrio da cintura escapular (ver p. 31).
   — Se a pelve estiver alinhada e as extremidades externas das clavículas não, deve-se observar a outra clavícula.
   — Se ela se apresentar horizontalizada, é provável que esse posicionamento da cintura escapular esteja sendo determinado por uma lateroflexão da coluna torácica. Comparar esse exame com o de gibosidades (p. 41): se houver alguma na região torácica homolateral à clavícula mais alta, estamos diante de uma escoliose (Figura 65).
   — Se ela se apresentar levemente oblíqua, como deve ser normalmente, seu lado mais alto deve estar sendo levado para cima pela tensão dos músculos suspensores da cintura escapular, fixados na coluna cervical e no occipital, especialmente o músculo trapézio superior que se insere sobre o terço externo da clavícula (Figura 64).

Se ambas as clavículas apresentarem-se horizontalizadas, as primeiras costelas devem estar sendo tracionadas cefalicamente por músculos escalenos retraídos (Figura 66).

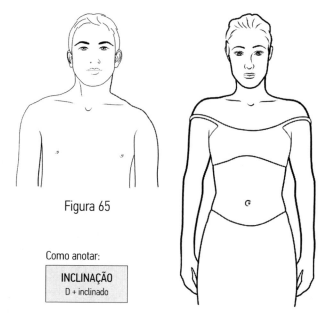

Figura 65

Como anotar:

INCLINAÇÃO
D + inclinado

Figura 66

Comprimento das "saboneteiras"

Como realizar o exame

1. Este exame só deve ser realizado quando, ao se observar o paciente de frente, uma das clavículas parecer menor do que a outra e não houver qualquer histórico de fratura ou de luxação na região.
2. O paciente, ereto, mantém os pés na posição de passo, e o terapeuta permanece atrás do paciente. De um lado e do outro coloca, ao mesmo tempo, os quatro dedos dobrados do mínimo ao indicador, atrás das clavículas, estando o dedo mínimo o mais próximo possível da articulação acromioclavicular. Em seguida, cruza os dedos médios à frente dos indicadores, em direção ao esterno, depois descruza os dedos indicadores trazendo-os para o lado dos dedos médios, sempre em direção ao esterno. De ambos os lados devemos encontrar o mesmo número de "dedos" de comprimento (Figuras 67, 68 e 69).

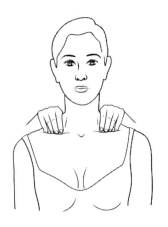
Figura 67

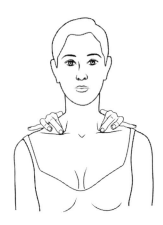
Figura 68

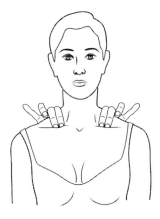
Figura 69

Como elaborar o diagnóstico

Se ambas as "saboneteiras" não apresentarem o mesmo comprimento e o paciente não tiver sofrido nenhum trauma (fratura ou luxação), essa diferença aparente deve ser causada por retração do trapézio médio. É como se esse músculo, ao "puxar" a espinha da escápula em direção à coluna torácica superior, fizesse que o ombro fosse "embutido" em direção à coluna torácica superior, o que resulta em aparente diferença de comprimento das clavículas.

Profundidade das "saboneteiras"

Como realizar o exame

1. O paciente e o terapeuta estão na mesma posição anterior.
2. O terapeuta coloca as mãos sobre os ombros do paciente, afundando suavemente a ponta dos dedos, do quinto ao segundo, atrás das clavículas, para sentir a profundidade da região. É importante realizar o exame ao mesmo tempo de um lado e de outro para avaliar se há diferença de profundidade (Figura 70).

Como elaborar o diagnóstico

1. Os dedos do examinador precisam penetrar ligeiramente atrás das clavículas. Caso isso não ocorra, supõe-se haver uma retração de músculos escalenos que "puxa" as duas primeiras costelas para cima, por trás das clavículas, diminuindo a profundidade da região e podendo até elevar a região interna das clavículas, horizontalizando-as.
2. É importante comparar esses dados denunciadores de uma retração de músculos escalenos com as queixas do paciente. Os sintomas mais comuns desencadeados por retrações importantes dos músculos escalenos anterior e médio são parestesia generalizada de membro superior, incapacidade de descrever o caminho preciso da irradiação do pescoço em direção ao membro superior, cansaço e diminuição da precisão dos movimentos das mãos com o passar do dia, entre outros. Isso se deve ao fato de o plexo braquial passar pelo desfiladeiro formado entre o músculo escaleno anterior e o músculo escaleno médio.

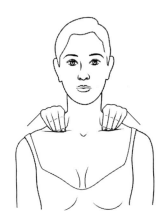

Figura 70

Como anotar:

Saboneteira compr	D 8 dedos
	E 6 dedos
Prof →	E + rasa

Trapézio superior visto de frente

Como realizar o exame

1. O paciente permanece em pé, na mesma posição anterior.
2. O terapeuta mantém-se em pé, à frente do paciente, a uma distância suficiente para apreciar o triângulo formado pelo bordo superior do músculo trapézio, da clavícula e distância entre articulação acromioclavicular e base do pescoço (Figura 71).

Como elaborar o diagnóstico

1. Como a porção superior desse músculo insere-se no terço externo da clavícula, torna-se visível quando observado de

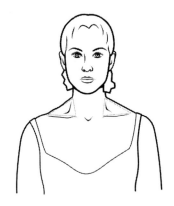

Figura 71

Como anotar:

| TRAP SUP DE FRENTE |
| △ + + |

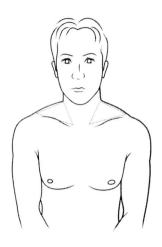

Figura 72

Como anotar:

> TRAP SUP DE FRENTE
> △ + +

frente; no entanto, o triângulo formado pelo bordo superior do músculo trapézio, clavícula e reta entre articulação acromioclavicular e base do pescoço deve ser discreto, isto é, deve ser um triângulo de pequena altura.

2. Se essa altura for importante, isso assinala uma retração desse músculo, o que pode aumentar artificialmente a profundidade da "saboneteira". Estas aparentarão uma profundidade normal mesmo havendo retração de músculos escalenos e até mesmo sintomas associados a essa retração (Figura 72).

Sulco deltopeitoral

Como realizar o exame

1. O paciente permanece em pé, na mesma posição anterior.
2. O terapeuta fica em pé, defronte do paciente, coloca o bordo cubital das mãos nos sulcos formados entre o músculo deltoide anterior e o músculo peitoral maior.
3. O terapeuta afasta-se então ligeiramente para avaliar a posição de suas mãos (Figura 73).

Como elaborar o diagnóstico

1. No ombro normalmente colocado, o relevo do bordo interno da porção anterior do músculo deltoide, em seu limite com o músculo peitoral, deve ser oblíquo, estando inclinado cerca de 45 graus em situação simétrica ao lado oposto.
2. Ao observar a posição de suas mãos, o terapeuta deve verificar se elas se encontram simétricas e apresentam uma inclinação a meio caminho do ângulo reto (cerca de 45 graus).
3. Se uma das mãos parece verticalizar-se, deve estar havendo uma importante retração do músculo peitoral maior, que, nessa posição de braço ao longo do corpo, puxa o úmero em rotação interna em torno de um eixo vertical. Nesse caso, comparar esse sinal com a distância entre os bordos internos superior e inferior da escápula, homolateral ao eixo vertebral (ver exame p. 60). Se esse for o caso, essa distância deve estar aumentada. Confirmar por meio do teste de flexibilidade segmentar para peitoral maior (ver p. 111).
4. Se uma das mãos parece horizontalizar-se, deve estar havendo uma importante retração do músculo peitoral menor, que, nessa posição de braço ao longo do corpo, traciona a escápula por sobre o ombro, como se este fosse uma roldana com a escápula basculando anteriormente em torno de um eixo horizontal. Nesse caso, comparar esse sinal com a presença de descolamento do ângulo inferior e/ou a báscula in-

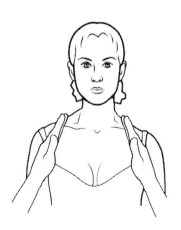

Figura 73

Como anotar:

> SULCO DELTOPEITORAL
> D tende a verticalizar-se
> E ± 45°

terna da escápula homolateral, ambos, sinais de retração do músculo peitoral menor (ver p. 60-62).

Em tempo

Nos casos de exame de crianças para diagnóstico precoce de escoliose, todo e qualquer sinal de assimetria entre um lado e o outro da cintura escapular deve ser valorizado, seja porque já estamos diante de uma deformidade instalada em seus primeiros graus de evolução, seja porque a assimetria na posição dos ombros pode ser fator de desequilíbrio do eixo raquidiano torácico, sempre um perigo para um esqueleto em crescimento, especialmente se esse desequilíbrio obrigar-se a compensações em rotação da coluna vertebral. Portanto, tais deformidades têm de ser combatidas o mais rapidamente possível.

Posicionamento das escápulas

Altura das escápulas

Como realizar o exame

1. O paciente, em pé, mantém os pés em posição de passo e a bacia equilibrada no plano frontal.
2. O terapeuta permanece em pé atrás do paciente e pousa suavemente a polpa de cada dedo polegar sob o ângulo inferior de cada escápula, desce o olhar até esse nível e julga se os seus polegares estão alinhados ou não (Figura 74).

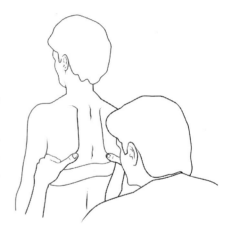

Figura 74

Como elaborar o diagnóstico

1. Ambas as escápulas têm de estar alinhadas no mesmo plano horizontal. Se este não for o caso, uma delas deve estar sendo tracionada para cima pelos músculos suspensores da cintura escapular que se inserem sobre ela, a saber:

   — A porção superior do trapézio (saindo da base do occipital, insere-se sobre o acrômio e no terço externo da clavícula).
   — O elevador da escápula (saindo das transversas das quatro primeiras vértebras cervicais, insere-se sobre o ângulo superior interno da escápula).

2. Se uma das escápulas estiver mais cefálica do que a outra e o bordo interno for perfeitamente vertical, ambos os músculos devem estar igualmente retraídos. Se houver báscula externa, há predominância do trapézio superior; se houver báscula interna, há predominância do elevador da escápula.

3. Se uma das escápulas estiver mais cefálica do que a outra e em báscula externa, observar o comportamento do ângulo inferior durante uma abdução maior do que 90 graus. Se este se deslocar excessivamente, tornando-se visível a partir de uma observação anterior, deve haver uma importante retração de redondos (especialmente o maior), que, fixando uma báscula externa quando o braço encontra-se ao longo do corpo, mantém elevado o ângulo superior, onde está a cavidade glenoide. Nesse caso, um tratamento exclusivo do trapézio superior nunca levará à melhora desse sintoma.

Báscula das escápulas

Como realizar o exame

1. O paciente permanece na mesma posição anterior.
2. O terapeuta palpa a espinha de cada escápula de fora para dentro e, ao chegar ao final da espinha, desenha um traço vertical correspondente ao bordo interno escapular nessa região (Figura 75).
3. O terapeuta continua a palpar o bordo interno (ou vertebral) até a região do ângulo inferior e desenha um traço vertical correspondente ao bordo interno escapular nessa região.
4. Em seguida, o terapeuta deve localizar a apófise espinhosa da vértebra torácica que se encontra na mesma horizontal de cada um desses pontos já marcados (Figura 76).
5. Finalmente, com uma pequena régua, o terapeuta mede as distâncias entre os seguintes pontos:

    — O eixo vertebral e o bordo interno superior direito.
    — O eixo vertebral e o bordo interno inferior direito.
    — O eixo vertebral e o bordo interno inferior esquerdo.
    — O eixo vertebral e o bordo interno superior esquerdo.

Como elaborar o diagnóstico

1. A distância entre o eixo vertebral e o bordo interno superior direito e o eixo vertebral e o bordo interno inferior direito deve ser a mesma. Da mesma forma, a distância entre o eixo vertebral e o bordo interno inferior esquerdo e o eixo vertebral e o bordo interno superior esquerdo também deve ser a mesma. O afastamento direito e esquerdo do eixo vertebral também deve ser o mesmo. Esse afastamento dependerá do tamanho de cada indivíduo. Em minha prática ele variou de 6 a 8 cm.

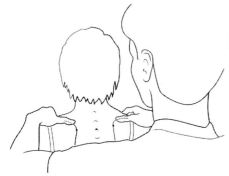

Figura 75

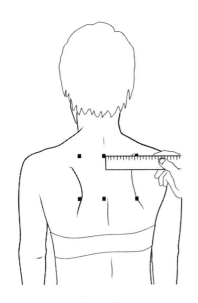

Figura 76

Como anotar:

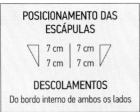

2. Se a distância superior de um lado for menor do que a distância inferior do mesmo lado, a escápula encontra-se em uma báscula externa, isto é, o bordo interno está oblíquo, e o ângulo inferior da escápula se mantém mais para fora do que o superior:

   — Se ao mesmo tempo essa escápula encontrar-se mais cefálica do que a outra essa báscula deve resultar de uma predominância de retração do trapézio superior.
   — Se quando o paciente abrir os braços em abdução o terapeuta notar que o ângulo inferior desloca-se externamente de forma excessiva, a ponto de tornar-se visível, mesmo quando o paciente é observado de frente, destacando-se da região externa do tronco, isso deve resultar de uma predominância de retração dos músculos redondos, especialmente o redondo maior que sai do bordo externo da escápula na região do ângulo inferior (Figura 77).

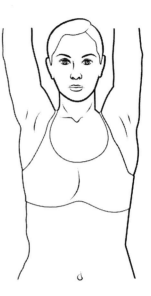

Figura 77

3. Se a distância superior de um lado for maior do que a distância inferior do mesmo lado, a escápula encontra-se em uma báscula interna, isto é, o bordo interno está oblíquo, e o ângulo inferior da escápula se mantém mais para dentro do que o superior.

   — Se, ao mesmo tempo, essa escápula encontrar-se mais cefálica do que a outra, essa báscula deve resultar de uma predominância de retração do músculo elevador da escápula.
   — Se o ângulo inferior estiver descolado e o sulco deltopeitoral do mesmo lado for profundo, tendendo a horizontalizar-se, deve resultar de uma retração do músculo peitoral menor.

Descolamentos

Como realizar o exame

O terapeuta anota se há descolamentos do bordo interno e do ângulo inferior da escápula.

Como elaborar o diagnóstico

1. Os contornos ósseos das escápulas devem estar mergulhados na massa muscular, e os descolamentos são um sinal de desequilíbrio de tônus.

2. Se houver descolamento do ângulo inferior (Figura 78), isso deve resultar de retração do músculo peitoral menor. Nesse caso, o sulco deltopeitoral é profundo e tende à horizontalização.
3. Se houver descolamento de todo o bordo interno da escápula (Figura 79), isso deve resultar de retração do músculo serrátil anterior que, tomando ponto fixo nas costelas, traciona de tal modo a escápula para fora a ponto de esta, seguindo o contorno oblíquo da caixa torácica, acabar em determinado ponto por destacar o bordo interno do plano das costelas:

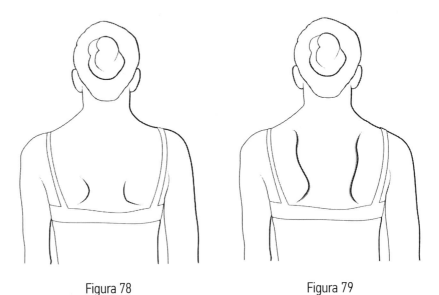

Figura 78 Figura 79

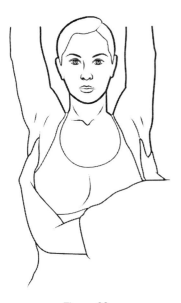

Figura 80

— Nesse caso, quando o paciente abrir os braços em abdução, todo o bordo externo da escápula desloca-se excessivamente para fora, a ponto de tornar-se visível mesmo quando ele for observado de frente, destacando-se da região externa do tronco (Figura 80).
— Diagnóstico diferencial — Existem indivíduos com a musculatura paravertebral torácica excessivamente desenvolvida acompanhada por uma importante retificação da coluna torácica, o que faz que pareça haver descolamento do bordo interno. Nesse caso, a abdução dos braços não provoca a excessiva migração de todo o osso para fora, nem o bordo externo fica visível a partir da observação anterior. Isso é comum em bailarinas de dança clássica.

CERVICAL

Alinhamento cervical

Este exame é suficiente quando a queixa principal não for a da coluna cervical. Se a coluna cervical apresentar um desequilíbrio bastante significativo, limitação de movimentos ou dor, é necessário realizar um exame mais detalhado, como o que é apresentado a partir da página 66.

Alinhamento cervical no plano frontal

Como realizar o exame

1. O paciente, em pé, mantém os pés na posição de passo, mantendo a pelve equilibrada no plano frontal.
2. O terapeuta coloca-se a uma distância confortável, a fim de observar a região cefalocervical de frente.

Como elaborar o diagnóstico

1. A linha média do rosto que passa pelo centro do queixo, dos lábios, do nariz, das sobrancelhas e da testa deve ser vertical e coincidir com o centro da fúrcula esternal (Figura 81).
2. Se essa linha não for vertical, estamos diante de uma inclinação da cabeça, condicionada por problemas localizados na região cervical, já que a coluna cervical está a serviço da cabeça.
3. Se houver inclinação da cabeça, em geral há também uma rotação. Essa rotação pode ser para o mesmo lado ou para o lado oposto à inclinação.
4. Em caso de dúvida, o terapeuta pode colocar o cliente de frente para o fio de prumo ou utilizar uma pequena régua, de preferência transparente (para não perder a visão do conjunto do rosto), erguê-la diante de um de seus olhos, permanecendo o outro fechado, e fazer um dos bordos da régua coincidir com a vertical que parte do centro do manúbrio esternal do paciente:

    — Se a ponta do nariz distanciar-se desta linha vertical e o rosto estiver rodado para o lado da inclinação, o problema é do bloco inferior da coluna cervical, entre C3 e C7 (Figura 82).
    — Se a ponta do nariz estiver bem próxima desta linha e o rosto estiver rodado para o lado oposto à inclinação, o problema é do bloco superior da coluna cervical entre

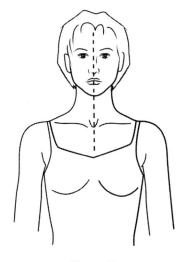

Figura 81

o occipital e a segunda vértebra cervical (Figura 83), ou muita tensão da porção superior do músculo trapézio. Nesse último caso, observaremos também uma elevação do ombro desse lado, com seus sinais característicos: clavícula mais oblíqua e mão correspondente mais cefálica. É como se a retração desse músculo tivesse agido sobre a cintura escapular a partir do occipital e, uma vez tendo atingido o máximo possível de elevação do ombro, passasse a agir a partir daí, puxando o occipital em lateroflexão e rotação para o lado oposto (Figura 84).

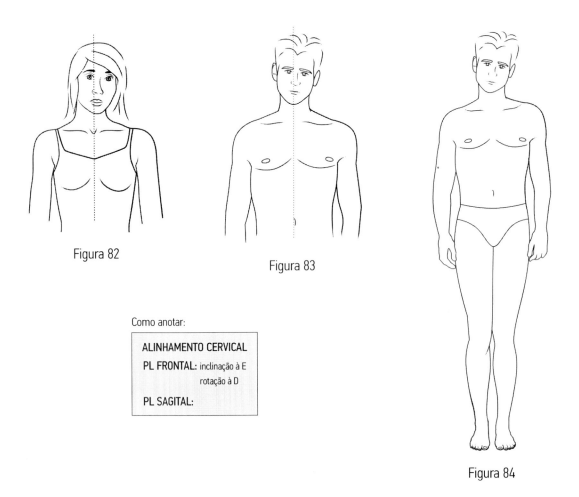

Figura 82

Figura 83

Como anotar:

ALINHAMENTO CERVICAL
PL FRONTAL: inclinação à E
             rotação à D
PL SAGITAL:

Figura 84

Alinhamento cervical no plano sagital

Como realizar o exame

1. O paciente, em pé, mantém os pés na posição fisiológica.
2. O terapeuta permanece a uma distância confortável para observar a região cefalocervical de perfil.

Como elaborar o diagnóstico

1. A linha que passa pelo lóbulo da orelha e pela região média do acrômio deve ser vertical. Aqui também o terapeuta pode colocar o cliente de frente para o fio de prumo ou utilizar uma pequena régua colocada na vertical, diante de um de seus olhos, permanecendo o outro fechado, e fazer um dos bordos da régua coincidir com a vertical que parte do acrômio.
2. O perfil da região posterior do pescoço, que corresponde às vértebras cervicais, deve ser nítido, levemente encurvado à frente, evidenciando um distanciamento entre a cabeça e a cintura escapular (Figura 85).
3. Se o lóbulo da orelha se mostrar muito anteriorizado em relação ao acrômio, podemos estar diante das seguintes hipóteses:

    — Uma hiperlordose cervical causada por retração dos músculos paravertebrais, especialmente o semiespinhal da cabeça (Figura 86). Nesse caso, quando o paciente se coloca em decúbito dorsal, terá dificuldade de se deitar sem apoio sob o occipital. Sente certo incômodo na região da garganta ou, em casos mais graves, a cabeça fica, em maior ou menor grau, "pendurada" no vazio.

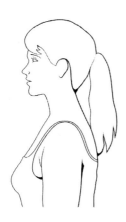

Figura 85

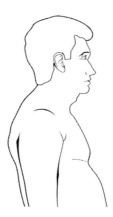

Figura 86

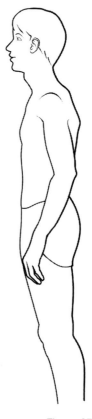

Figura 87

Como anotar:

```
ALINHAMENTO CERVICAL
PL FRONTAL:
PL SAGITAL: orelha alinhada
            com acrômio
```

- Uma coluna cervical com a curva mais ou menos normal ou até mesmo tendendo a uma retificação, mas com uma importante retração de escalenos, com ponto fixo nas costelas, que causa deslocamento de todo segmento vertebral para a frente e para baixo (Figura 87).

4. Se o lóbulo da orelha estiver alinhado com o acrômio, podemos estar diante das seguintes alternativas:

- Uma curva cervical normal. Nesse caso, quando o paciente passar a decúbito dorsal, não terá dificuldade em apoiar o occipital no mesmo plano em que se apoia a coluna torácica; a linha submentoniana corresponde à linha perpendicular erguida a partir da superfície de apoio ou a linha traçada entre um ponto frontal entre os olhos e um ponto mentoniano abaixo do lábio inferior é paralela à superfície de apoio (Figura 89).
- Uma coluna cervical retificada por causa da retração de músculos pré-vertebrais. Nesse caso, quando o paciente passar a decúbito dorsal, também não terá dificuldade em apoiar o occipital; porém, a linha submentoniana não ficará perpendicular à superfície de exame nem estará nítida, visto que o queixo tende a "entrar", aproximando-se do esterno. Isso faz que a curva cervical se reduza ou mesmo desapareça, tornando, neste caso, difícil até mesmo ao terapeuta passar os dedos sob as apófises espinhosas (Figura 88). A posição ideal do occipital em relação à C1 se manifestaria com a linha submentoniana perpendicular ao plano de exame (Figura 89).

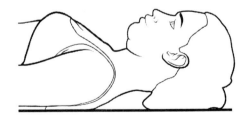

Figura 88

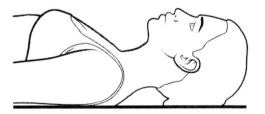

Figura 89

Exame cervical detalhado

A coluna cervical é um segmento corporal que tem apenas micromovimentos, seus macromovimentos são o somatório de micromovimentos de várias articulações. Se um destes micromovimentos estiver bloqueado, ele fará falta no somatório final, que é o macromovimento.

A osteopatia dedica-se ao estudo e à normalização dos micromovimentos. Seus exames são precisos, sutis e requerem exaustivo estudo da anatomia e da função de cada articulação. No entanto, Marcel Bienfait (1995a) descreve um exame proposto por um osteopata, com base apenas na análise de movimentos cervicais, destinado a diagnóstico inicial sobre a localização de uma lesão osteopática que um exame palpatório posterior confirmará e tornará mais preciso.

Fora do âmbito de aplicação em osteopatia, esse exame pode ser útil ao fisioterapeuta para a formulação de um diagnóstico que localize e determine o tipo de lesão presente.

A coluna cervical divide-se em duas porções distintas e com formas e funções totalmente diferentes. O occipital é intimamente ligado às duas primeiras vértebras e por isso considerado uma vértebra cervical. A coluna cervical superior é composta pelo occipital (Co), atlas (C1) e áxis (C2). É a coluna destinada à função estática de equilíbrio da cabeça em todas as situações. A coluna cervical inferior é composta pelas vértebras de número três a sete. Tem uma função especialmente dinâmica, a de deslocar a cabeça no espaço. O profundo conhecimento da fisiologia é fundamental para o entendimento da avaliação que se segue. Como o objetivo deste texto não é discutir anatomia e fisiologia, sugiro ao leitor que procure na bibliografia indicada (Bienfait, 1995a; 2000) as informações que possam faltar para permitir a perfeita compreensão da avaliação proposta a seguir.

Sintomatologia

Antes de entrar nos detalhes técnicos da avaliação, teceremos algumas considerações sobre os sinais e sintomas relacionados à patologia ortopédica da cervical para que cada termo empregado na avaliação seja bem entendido.

Limitação de movimento

Bilateral — deve estar associada a uma artrose importante. Sinais de artrose cervical são frequentes em radiografia a partir dos 25 anos de idade. A dor neste caso é bilateral e aparece durante o movimento.

Unilateral com tensão e dolorimento muscular — é devida a contratura ou retração.

Unilateral sem tensão muscular e acompanhada por dor — deve estar associada à lesão osteopática do lado oposto. Isto é, a peça óssea pode realizar determinado micromovimento para um lado e não pode para o outro. A dor osteopática aparece quando o segmento tenta movimentar-se para o lado em que o movimento não é possível. Por isso, é, em geral, unilateral.

Sinais dolorosos

Cervicobraquialgias — não são devidas a lesões osteopáticas. Podem decorrer de:

— osteofitose ou hérnias cervicais, quando a dor segue um caminho preciso de percurso da raiz nervosa irritada;
— retração dos escalenos, quando a dor é difusa, sem trajeto preciso, e associa-se a parestesias, sensação de peso e cansaço, em virtude da compressão do plexo braquial que corre entre os escalenos anterior e médio.

Dores irradiadas — a dor osteopática não é ligada ao ponto de lesão. Algumas irradiam-se de forma característica:

— Lesão de C_4 — ponto doloroso na região do supraespinhal.
— Lesão de C_5 — ponto doloroso entre as escápulas (D_4 e D_5).
— Lesão de C_6 — ponto doloroso entre D_7 e D_{12}.

No entanto, pacientes com pontos dolorosos na região do supraespinhal e interescapular, nos quais se verifica, mediante radiografia, artrose, com diminuição da luz do forame de conjugação unilateralmente entre C_4-C_5 e C_5-C_6, também podem apresentar pontos dolorosos na região supraespinhal e interescapular.

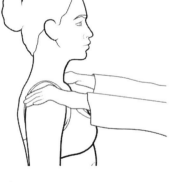

Figura 90

Anteflexão cervical

Como realizar o exame

1. O paciente permanece sentado diante do terapeuta, que coloca as mãos sobre os ombros do paciente, impedindo que o tronco participe do exame cervical (Figura 90).
2. O cliente inclina lentamente a cabeça para a frente, chegando até a amplitude máxima (Figura 91).
3. Deve-se ressaltar que este movimento inicia-se em cima, com o occipital escorregando para trás e, em seguida, puxando uma a uma as vértebras em desabitação até C_7.

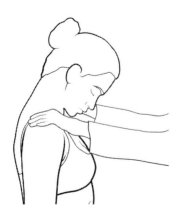

Figura 91

Como elaborar o diagnóstico

1. Se a amplitude for normal, o queixo deve chegar ao esterno.
2. Se o queixo não chegar ao esterno, uma ou mais articulações intervertebrais não devem estar contribuindo para o movimento total. Para saber se a articulação em questão encontra-se na coluna superior ou inferior, realiza-se um movimento capaz de fazer a diferenciação.
3. Sentado ereto com a cabeça na vertical, o paciente deve entrar o queixo, deslizando o occipital para trás (Figura 92).
4. Se ele não for capaz deste movimento, o problema deve situar-se aí: o occipital encontra-se bloqueado anteriormente e não contribui com o movimento de escorregamento posterior para a amplitude total da anteflexão. Se ele for capaz deste movimento, o problema deve localizar-se no bloco inferior e trata-se de tensão da musculatura longa que vai do occipital à região torácica superior e média, especialmente o semiespinhal da cabeça, o músculo mais estático desse grupo muscular.

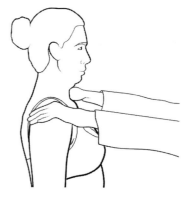

Figura 92

Comentários sobre o diagnóstico

A limitação da anteflexão devida ao bloco inferior poderia ser a impossibilidade de uma vértebra contribuir com sua amplitude de anteflexão (desabitação) para o movimento total por encontrar-se em uma posição de posteroflexão (imbricação). No entanto, segundo os osteopatas, essa lesão não é possível. Assim, resta a possibilidade de retração muscular. Além disso, é comum o paciente referir uma tensão muscular que desce até a região torácica média. Além do semiespinhal da cabeça, temos o esplênio da cabeça, o esplênio do pescoço e o longuíssimo da cabeça no grupo muscular que desce do occipital para a região torácica.

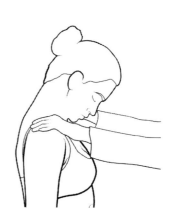

Figura 93

Posteroflexão cervical

Como realizar o exame

1. O paciente permanece sentado diante do terapeuta, que coloca as mãos sobre os ombros do paciente, para impedir que o tronco entre no exame do segmento cervical.
2. O paciente com a cabeça totalmente inclinada para frente inicia o movimento de posteroflexão (Figuras 93 e 94).
3. Deve-se lembrar que este movimento inicia-se embaixo, com C7 escorregando para baixo, imbricando-se sobre D1, tensão que se transmite a C6, que, por sua vez, imbrica-se sobre C7 e assim consecutivamente até que o occipital seja puxado para baixo, escorregando seus côndilos para frente sobre as massas laterais do atlas.

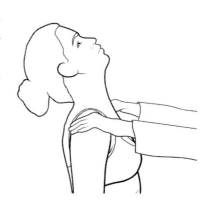

Figura 94

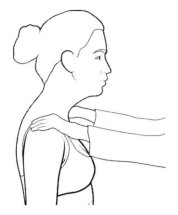

Figura 95

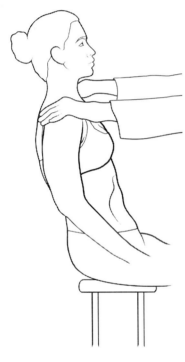

Figura 96

Como elaborar o diagnóstico

1. Se, partindo da anteflexão, o paciente consegue elevar a cabeça, chegar à vertical e bascular a cabeça para trás conseguindo olhar para o teto (Figura 94), o movimento está normal, isto é, o movimento realizou-se de baixo para cima, mediante imbricação sucessiva das vértebras cervicais de C7 a C1 e, por fim, com o tronco vertical, o occipital basculou posteriormente escorregando seus côndilos para a frente sobre o atlas.

2. Se, para elevar a cabeça, o paciente primeiro afasta o queixo do esterno basculando a cabeça para trás (Figura 95), movimento que só deveria aparecer quando o pescoço atinge a posição vertical, e então continua o movimento, alguma vértebra no bloco inferior não consegue imbricar-se e em seguida transmitir o movimento à vértebra acima dela. É como se uma ponte estivesse caída e para ultrapassá-la o movimento tivesse de "saltar" para o outro lado, solicitando os músculos que, inserindo-se bem abaixo, contam com a região torácica como ponto fixo e puxam o occipital, situado muito além da ponte, em posteroflexão, e comunicam a partir daí o movimento de imbricação de cima para baixo, o que, mesmo de forma anômala, acaba por trazer a cabeça e a cervical para uma posição vertical. A vértebra que, estatisticamente, mais entra em lesão de desabitação (e, portanto, não consegue imbricar-se) é a C4, seguida pela C5, lesão em geral denominada "chicote".

3. Se o paciente eleva a cabeça até a vertical normalmente e então para olhar o teto inclina todo o corpo para trás (Figura 96), é sinal de que o occipital não consegue bascular para a frente e deve encontrar-se em uma lesão osteopática de posteriorização.

Comentários sobre o diagnóstico

A lesão "de chicote" é comum no mundo moderno em razão dos acidentes de automóvel; quando em choques frontais ou batidas por trás, corpo e cabeça são submetidos a velocidades muito diferentes e o segmento cervical, entre os dois segmentos, sofre as consequências.

A dor é intensa, e o tratamento em geral é o de imobilização até que haja uma acomodação da dor, mas frequentemente a lesão em si não é resolvida, e as outras vértebras acabam por colocar-se em posição semelhante à vértebra lesada, em desabitação. As demais vértebras podem mover-se nos dois sentidos, mas, ao que tudo indica, colocar-se em posição de desabitação leva a uma maior harmonia e equilíbrio do conjunto, o que representa retificação do segmento que é um desequilíbrio estático que tem consequências: cefaleias, braquialgias etc. Na radiografia esta lesão é visível.

Rotação cervical

Como realizar o exame

1. O paciente permanece sentado diante do terapeuta, que coloca as mãos sobre os ombros do paciente, impedindo que o tronco participe do exame cervical.
2. O paciente gira a cabeça para a direita, depois para a esquerda (Figura 97).
3. Deve-se ressaltar que este movimento inicia-se em cima, com o occipital anteriorizando o côndilo contralateral à rotação, seguido de cima para baixo por todas as vértebras cervicais, salientando que as do bloco inferior (C3 a C7) rodam e laterofletem concomitantemente para o mesmo lado, lateroflexão que deve ser compensada na região torácica alta, para que apenas a rotação se manifeste. Como a rotação inicia-se em cima, sua amplitude será maior em cima do que embaixo. Como a lateroflexão inicia-se embaixo, sua amplitude será maior embaixo do que em cima.

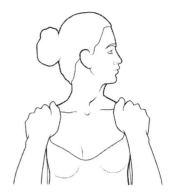

Figura 97

Como elaborar o diagnóstico

1. Se o queixo do paciente coloca-se acima do ombro de ambos os lados, o movimento é normal (Figura 98).
2. Se de um lado há limitação e do outro não, alguma articulação intervertebral não deve estar contribuindo para o movimento total. Para saber se a articulação em questão encontra-se na coluna cervical superior ou inferior, realiza-se um movimento capaz de fazer a diferenciação.
3. Sentado diante do terapeuta que mantém as mãos sobre seus ombros para evitar que o tronco participe do movimento, o paciente roda e inclina a cabeça para o lado em que o movimento é possível, o que bloqueia totalmente o segmento cervical inferior. O terapeuta pode até mesmo prender a pontinha da orelha do paciente, o que ajuda no bloqueio (Figura 99), e pedir a ele que gire a cabeça para o lado oposto, sem perder a lateroflexão (Figura 100).
4. Se o paciente não for capaz deste movimento, o problema deve situar-se na cervical superior. Trata-se provavelmente de uma anteriorização do côndilo occipital do lado da limitação, impedindo que o outro côndilo possa anteriorizar-se e realizar o movimento de rotação para o lado em questão.
5. Se ele for capaz de um movimento muito limitado, trata-se provavelmente de uma posteriorização do côndilo occipital do lado oposto à limitação, que não se anterioriza para fazer o rosto girar para o outro lado. Esta lesão é mais rara que a anterior.

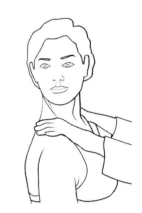

Figura 98

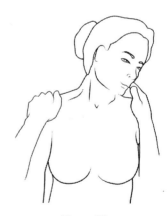

Figura 99

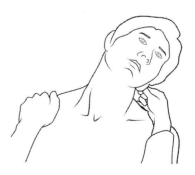

Figura 100

6. Se ele for capaz deste movimento, o problema deve localizar-se no bloco inferior. Provavelmente trata-se de um bloqueio de uma das vértebras que têm um maior componente de rotação, isto é, das superiores C3 ou C4 para o lado oposto à limitação. A vértebra consegue ir para um lado, aquele para onde o movimento é possível, mas não ir para o lado oposto, aquele para onde a limitação manifesta-se.

Comentários sobre o diagnóstico

A comparação do exame com a anamnese pode ajudar a fechar um diagnóstico. Por exemplo, o exame levou à suspeita de uma lesão em C3 ou C4. Na anamnese consta que o paciente apresenta ponto doloroso na região do músculo supraespinhoso, então é mais provável que se trate de C4. Se não houver queixa de dor irradiada, o mais provável é C3 (ver sintomatologia do exame cervical detalhado – p. 67).

Lateroflexão cervical

Como realizar o exame

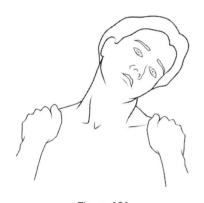

Figura 101

1. O paciente fica sentado diante do terapeuta, que coloca as mãos sobre seus ombros, impedindo que o tronco entre no exame da cervical.
2. O paciente inclina a cabeça para a direita, depois para a esquerda (Figura 101).
3. Deve-se ressaltar que o movimento de lateroflexão começa por baixo mediante uma imbricação da vértebra do lado da lateroflexão e desabitação da vértebra do lado oposto, e difunde-se de baixo para cima até C2. O bloco superior não tem praticamente nenhuma amplitude de lateroflexão.

Como elaborar o diagnóstico

1. A amplitude de lateroflexão varia muito de indivíduo para indivíduo. Mas não deve ser menor que 25-30 graus.
2. Se de um dos lados houver limitação, a articulação intervertebral que não está contribuindo para o movimento total situa-se necessariamente no bloco inferior, visto que o bloco superior não apresenta amplitude de lateroflexão, pelo menos não uma amplitude utilizada nos movimentos usuais.
3. Deve tratar-se de uma vértebra com grande componente de lateroflexão, isto é, uma das inferiores, C5, C6 ou C7.

Comentários sobre o diagnóstico

A comparação do resultado do exame com a anamnese (ver sintomatologia do exame cervical detalhado – p. 67) pode auxiliar

MOVIMENTO	NORMAL	DIVISÃO DOS MOVIMENTOS EM CASO DE LIMITAÇÃO	DIAGNÓSTICO
ANTEFLEXÃO	Queixo chega ao esterno	1 — Extensão do occipital entrando o queixo 2 — Enrolar a cervical inferior para a frente	⇒ — Queixo não entra. Occipital não escorrega para trás = lesão anterior ⇒ — Queixo entrou, mas aqui há limitação = tensão dos músculos da nuca (semiespinhal da cabeça)
POSTEROFLEXÃO	Paciente olha o teto facilmente	1 — A partir da anteflexão total, elevar a cervical inferior imbricando vértebra por vértebra até a vertical 2 — Flexão occipital (posteroflexão occipital)	⇒ Queixo eleva-se desde o início = lesão anterior de desabitação. Em geral, C4 ou C5 ⇒ Não bascula. Paciente inclina o corpo para trás = lesão occipital posterior

ROTAÇÃO	Queixo chega acima do ombro	Levar o queixo para o ombro do lado oposto à limitação / Girar a cabeça para o lado oposto conservando a lateroflexão total	— Movimento é possível:
			  Coluna cervical superior move-se bem do lado da limitação
			  A limitação deve estar em C3/C4
			
			— Movimento impossível ou muito limitado:
			  Lesão occipital anterior do lado da limitação
			
			— Movimento apenas limitado:
			  Lesão unilateral posterior do lado oposto à limitação

LATEROFLEXÃO	25° – 30°	Não há lateroflexão importante na cervical superior	Se houver limitação, esta se localiza na cervical inferior. Como a lateroflexão é maior nas vértebras inferiores, lesão de C5/C6 ou C7 do lado oposto à limitação

na determinação da vértebra envolvida. Se este exame levou o terapeuta a concluir que a vértebra envolvida no bloqueio é C5, C6 ou C7 e a anamnese revela que o paciente apresenta um ponto doloroso interescapular nítido, é mais provável que a vértebra em questão seja C5.

MEMBROS INFERIORES

Joelhos

O exame que se segue é geral, útil para a análise do conjunto dos dados do exame postural geral aqui proposto. No entanto, sempre que for necessário detalhar um desvio dos membros inferiores, quando a queixa principal situar-se nesse segmento corporal, ou quando for preciso pesquisar um desvio possivelmente associado à escoliose lombar, deve-se examinar em detalhe cada segmento do membro inferior no plano horizontal para avaliar o equilíbrio desse segmento corporal, conforme o exame descrito em *Avaliação do equilíbrio torcional dos membros inferiores*, p. 89.

Alinhamento dos joelhos no plano sagital

Como realizar o exame

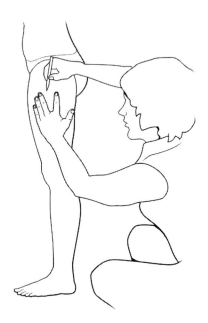

Figura 102

1. O paciente permanece em pé, mantém os pés em posição de passo.
2. O terapeuta palpa a região do trocanter maior femoral e marca o ponto central desta proeminência óssea (Figura 102).
3. Na região do joelho, o terapeuta marca o ponto central entre o sulco do bíceps femoral e o bordo externo da patela, que corresponde aproximadamente ao centro do côndilo femoral externo (Figura 103).
4. Na região do pé, o terapeuta marca o centro do maléolo externo (Figura 104).
5. Com uma régua longa, o terapeuta traça a reta que reúne o ponto correspondente ao trocanter ao centro do côndilo externo, e a reta que reúne o centro do côndilo externo ao maléolo externo (Figuras 105 e 106).

Como elaborar o diagnóstico

1. Essas duas linhas devem formar um ângulo de 175 a 170 graus, aberto à frente, correspondente aos 5-10 graus normais de hiperextensão do joelho, o que permite um relaxamento do quadríceps na posição em pé (Figura 107).

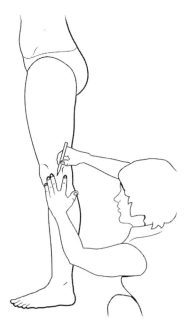

Figura 103

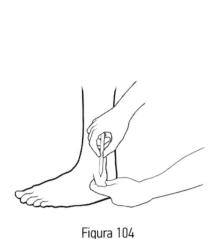
Figura 104

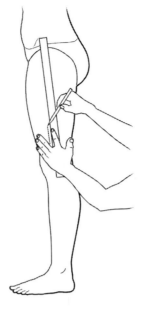
Figura 105

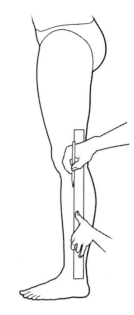
Figura 106

2. Se essas linhas formarem um ângulo menor do que 170 graus, o joelho encontra-se em *recurvatum*.
3. Se essas linhas formarem um ângulo acima de 180 graus, o joelho está em *flexo*.
4. Em caso de dúvida, o terapeuta palpa a patela, tentando deslocá-la de fora para dentro (Figura 108), confirmando se ela está solta, o que corresponde ao joelho em hiperextensão e ao quadríceps relaxado, ou se está presa, o que corresponde ao quadríceps em contração, para impedir aumento de flexão e colapso do joelho.

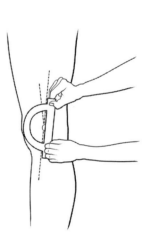
Figura 107

Comentários sobre o diagnóstico

1. Essa forma de avaliar o grau de extensão dos joelhos é descrita no artigo de Lerat, Moyen e Bochu (1982). No grupo--controle de sua pesquisa encontrou-se 40% dos indivíduos com uma hiperextensão de 5 graus e em 10% dos casos encontrou-se 15 graus ou mais.
2. Como veremos no capítulo dedicado à avaliação do equilíbrio torcional do membro inferior, isto é, o membro inferior analisado no plano horizontal, a hiperextensão do joelho é "varizante" (aumenta o varo), devendo por isso ser eliminada antes do exame do joelho no plano frontal para que sempre se analise a posição dos joelhos no plano frontal em uma extensão próxima a zero grau.

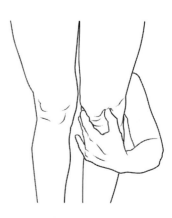
Figura 108

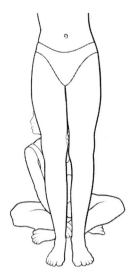

Figura 109

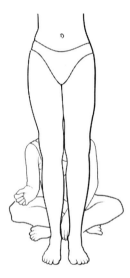

Figura 110

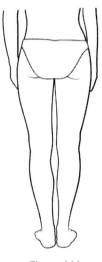

Figura 111

Alinhamento dos joelhos no plano frontal

Como realizar o exame

1. O paciente permanece ereto, mantendo os pés na posição de passo e os joelhos colocados em leve hiperextensão. Para tanto, colocam-se os joelhos levemente fletidos, palpam-se as patelas, tentando deslocá-las lateralmente, o que não é possível. Solicita-se ao paciente que estenda lentamente os joelhos, enquanto o terapeuta continua tentando deslocar as patelas. Assim que elas se tornam móveis, pede-se ao paciente que interrompa o movimento: aí ele acaba de colocar o joelho na posição ideal de leve hiperextensão. É importante que os côndilos toquem-se sem se empurrar. O dedo do terapeuta deve passar facilmente entre eles, com as partes moles levemente pressionadas (Figura 109).
2. A distância entre os côndilos e entre os maléolos deve ser zero.

Como elaborar o diagnóstico

1. Dificilmente se encontra essa condição ideal descrita como normal.
2. Se os côndilos se tocam e os maléolos não, o terapeuta anota a distância entre eles, utilizando uma régua ou os próprios dedos. O joelho é considerado valgo (Figura 110).
3. Se os maléolos se tocam e os joelhos não, anota-se a distância entre eles, utilizando uma régua ou os próprios dedos. O joelho é considerado varo (Figura 111).

Comentários sobre o diagnóstico

1. Nos joelhos valgos, deve-se examinar se os côndilos não estão se empurrando. O dedo do terapeuta tem de passar com certa facilidade, sentindo as superfícies ósseas através das partes moles.
2. Nos joelhos varos, deve-se verificar se os maléolos internos não estão se apoiando entre si, o que falsearia a observação do calcâneo a ser feita a seguir. Nesse caso, os dois maléolos internos devem estar distantes 1 centímetro entre si, para que os calcâneos se posicionem de forma independente.
3. Na avaliação do que é normal, deve-se considerar a idade do paciente. De acordo com Tachdjian (1990, p. 2820-22), até 2 anos os joelhos são varos. De 2 a 3, ou até 4, tornam-se valgos. Entre 4 e 10 realinham-se (Figura 112).

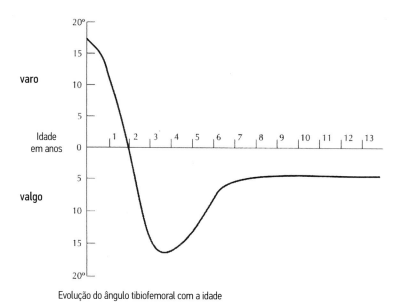

Evolução do ângulo tibiofemoral com a idade

Figura 112

Observação da rotação interna dos côndilos femorais – rotação externa da tíbia

Como realizar o exame

1. O paciente permanece ereto, com os pés paralelos. Quando um indivíduo ereto gira internamente todo o membro inferior para colocar os pés paralelos, os côndilos femorais se tornam salientes para trás.
2. O terapeuta permanece em pé, atrás do paciente, a uma distância suficiente para observar a posição dos côndilos internos.

Como elaborar o diagnóstico

1. Essa observação é útil apenas para determinar se há excesso de hiperextensão dos joelhos na posição em pé e, sobretudo, se um dos joelhos se apresenta em maior hiperextensão que o outro.
2. Ambos os côndilos internos precisam estar igualmente visíveis posteriormente. O centro da convexidade do côndilo deve estar apenas visível.
3. Se ambos os côndilos estiverem excessivamente visíveis, isto é, se o centro de cada convexidade estiver muito posteriorizado, eles se encontram em excessiva hiperextensão e ambos os côndilos estarão em excessiva rotação interna. Com o hábito adquirido pela aplicação da avaliação, o terapeuta co-

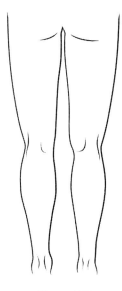

Figura 113

meçará a habituar o olhar e perceber o que significa côndilos "apenas" visíveis ou "excessivamente" visíveis.

4. Se um dos côndilos estiver mais saliente para trás, isso quer dizer que esse joelho encontra-se em maior hiperextensão e o côndilo femoral correspondente em rotação interna maior que o outro (Figura 113). Lerat, Moyen e Bochu (1982) explicitam muito bem: "A hiperextensão é uma manifestação de rotação no plano horizontal e quanto mais acentuada a hiperextensão maior é a rotação interna dos côndilos sobre as tíbias fixadas no chão".

Comentários sobre o diagnóstico

1. A rotação interna do côndilo femoral na posição em pé deve-se à rotação automática do joelho durante a extensão, quando os côndilos femorais rodam internamente e a tíbia externamente. Além disso, a diáfise femoral se torce internamente durante o crescimento. Essa torção pode ser normal ou excessiva, quando então o côndilo femoral seria levado ainda mais para trás na situação descrita para o exame.

2. A rotação externa da tíbia é proporcional à rotação interna dos côndilos femorais, em função da rotação automática do joelho durante a extensão. Assim, se ambos os côndilos internos estão excessivamente rodados para dentro, deduzimos que ambas as tíbias estão excessivamente rodadas para fora. Se um côndilo interno está mais rodado internamente, a tíbia correspondente estará proporcionalmente mais rodada para fora do que a outra.

   Além disso, a diáfise da tíbia se torce externamente durante o crescimento. Se essa torção for excessiva, isso também levará o côndilo femoral correspondente a girar mais internamente quando os pés são colocados paralelos.

   Para saber qual a participação da torção externa da diáfise tibial e da torção interna do fêmur no posicionamento posterior dos côndilos femorais na posição pés paralelos, somente o exame proposto na *Avaliação do equilíbrio torcional dos membros inferiores* (ver, p. 135) pode esclarecer.

Pés

O exame que se segue é geral, útil para a análise do conjunto dos dados do exame postural geral aqui proposto. No entanto, quando for necessário detalhar um desvio dos membros inferiores, quando a queixa principal situa-se nesse segmento corporal, ou quando for preciso pesquisar um desvio possivelmente associado à escoliose lombar, deve-se examinar em detalhe cada segmento do membro inferior no plano horizontal para avaliar o equilíbrio torcional desse segmento, conforme o exame descrito em "Avaliação do equilíbrio torcional dos membros inferiores".

Exame da forma

Forma do bordo interno

Como realizar o exame

1. O paciente permanece em pé, com os pés em posição de passo.
2. O terapeuta mantém-se diante dele, a uma distância confortável para apreciar a forma dos pés.
3. Em um pé bem equilibrado os dois bordos laterais, interno e externo, são retilíneos, e o bordo externo diverge cerca de 10 a 13 graus do interno (Figuras 114 e 115).

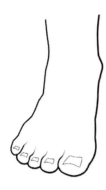
Figura 114

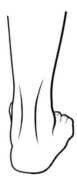
Figura 115

Como elaborar o diagnóstico

Se o bordo interno for curvo, em uma convexidade que "transborda" internamente, trata-se de um pé com um arco longitudinal diminuído, abduzido, em eversão.

Saliências do bordo interno

Como realizar o exame

1. O paciente permanece em pé, com os pés em posição de passo.
2. O terapeuta mantém-se diante dele, a uma distância confortável para apreciar a forma do bordo interno.
3. Em um pé bem equilibrado os dois bordos laterais, interno e externo, são retilíneos, e o bordo externo diverge cerca de 10 a 13 graus do interno.

Como elaborar o diagnóstico

1. Se o bordo interno for retilíneo e o hálux estiver em seu prolongamento, estamos diante de uma situação normal.
2. Uma protuberância no bordo interno sob o maléolo interno corresponde a um *sustentaculum tali* saliente e a um valgo grave do retropé (Figura 116).
3. Uma protuberância no bordo interno três dedos à frente do maléolo corresponde a uma tuberosidade do navicular saliente, que pode associar-se à diminuição do arco plantar (Figura 117).
4. Uma protuberância da cabeça do primeiro metatarsiano é acompanhada por um desvio do hálux para o eixo médio do pé e corresponde a um hálux valgo (Figura 118).

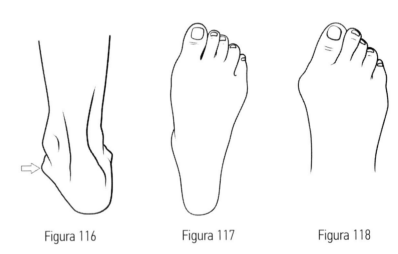

Figura 116   Figura 117   Figura 118

Comentários sobre o diagnóstico

Por vezes aparece uma protuberância na região correspondente à tuberosidade do navicular, associada a um arco plantar normal. Como toda tuberosidade óssea, essa também corresponde a uma inserção muscular ou tendínea – nesse caso, à inserção do tibial posterior, músculo estático responsável pela manutenção da abóbada plantar. É de supor que, se o arco é normal e o tubérculo do navicular é muito evidente, estamos diante de um tibial posterior particularmente potente, que moldou uma tuberosidade mais desenvolvida.

Saliências do bordo externo

Como realizar o exame

1. O paciente permanece em pé, com os pés em posição de passo.

2. O terapeuta mantém-se diante dele, a uma distância confortável para apreciar a forma do bordo externo.

3. Em um pé bem equilibrado os dois bordos laterais, interno e externo, são retilíneos, e o bordo externo diverge cerca de 10 a 13 graus do interno.

Como elaborar o diagnóstico

1. Se o bordo externo for retilíneo e o quinto dedo estiver em seu prolongamento, estamos diante de uma situação normal.

2. Uma saliência da cabeça do quinto metatarsiano, logo abaixo da falange proximal do quinto dedo, normalmente se associa a um desvio deste para o eixo médio do pé. Ela corresponde a um quinto varo, comum, por exemplo, em bailarinas clássicas em virtude do uso de sapatilhas para os exercícios de ponta.

3. Uma saliência do tubérculo do quinto metatarsiano bem no meio do bordo externo corresponde a uma adução do antepé, deformidade comumente acompanhada por uma inversão do antepé.

4. O aparecimento de ambas as saliências corresponde a um pé adutovaro, em geral associado a uma inversão. A radiografia nesse caso mostra todos os metatarsianos em desvio para o eixo médio do corpo.

Como anotar:

Em uma folha anexa colocar o indivíduo em pé e traçar os bordos dos pés com lápis (como se faz no teste de exame torcional – ver p. 132). Dessa forma, desenham-se as possíveis saliências dos bordos dos pés e, se necessário, anotam-se observações sobre:

- Saliências do bordo interno.
- Saliências do bordo externo.
- Forma do bordo interno.

Nessa mesma folha pode-se anotar:

Forma do tendão de aquiles – seguindo as orientações adiante

Tendão de aquiles

Como realizar o exame

1. O paciente permanece em pé, com os pés na posição de passo.

2. O terapeuta mantém-se atrás, a uma distância confortável para observar os calcâneos do paciente.

3. Apesar de o sóleo, que é parte do tríceps, ser músculo de orientação levemente oblíqua (de cima para baixo, de fora para dentro), normalmente o tendão do tríceps parece vertical.

Como elaborar o diagnóstico

1. Se os tendões de aquiles parecerem verticais, estamos diante de uma situação normal, e o apoio sobre os calcâneos ocorre de forma equilibrada entre a região externa e a interna do retropé.
2. Se o tendão formar um ângulo aberto para fora, estamos diante de um calcâneo valgo, e o apoio sobre ele deve ser maior do lado interno (Figura 119).
3. Se o tendão parecer oblíquo de cima para baixo e de fora para dentro, estamos diante de um calcâneo varo, e o apoio sobre ele será maior do lado externo (Figura 120).

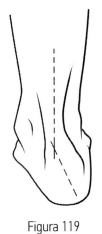

Figura 119

Comentários sobre o diagnóstico

Nos casos mais sutis, quando ao se examinar o alinhamento do tendão de aquiles ele parecer inclinado para fora ou para dentro, mas permanecer a dúvida, deve-se observar a pele que toca o chão. Posteriormente, o calcâneo é um osso largo com dois pontos de apoio, um interno e outro externo. Qualquer desequilíbrio para um ou outro lado levará um desses pontos ósseos de apoio a pressionar mais os tecidos moles sob ele, o que será visível no contato da pele com o chão (Figuras 120 e 121).

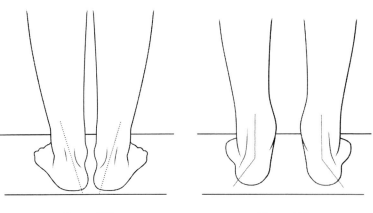

Figura 120   Figura 121

Como anotar:

> Em uma folha anexa pode-se desenhar os contornos e anotar detalhes sobre sua forma.
>
> Se o terapeuta não achar necessário juntar a folha anexa com o registro do contorno dos perfis dos pés ou do carimbo da pegada, anotar a forma do tendão no campo "PÉS" da folha de anotação geral.

Exame dos apoios

Aqui distinguimos três tipos de exame de apoio:

— Percepção do paciente de seus apoios plantares.
— Sinais dos apoios plantares na sola do pé.
— Análise das pegadas.

Percepção dos apoios plantares

Como realizar o exame

1. O paciente permanece em pé, pés na posição de passo.
2. A cabeça do paciente deve manter-se ereta, sem lateroflexões ou rotações.
3. Para facilitar a condição anterior, fixar uma marca na parede diante dele, na altura de seus olhos.
4. A percepção dos apoios plantares é avaliada por intermédio de cinco testes que devem ser realizados com intervalos de alguns minutos entre um e outro. Por isso, é recomendável que os testes sejam inseridos entre os vários outros testes da avaliação postural.
5. Nos testes, o paciente deve perceber:

   — se o apoio é semelhante em ambos os pés.
   — se o apoio está mais no antepé ou no retropé.
   — o apoio dos antepés e dos retropés separadamente.
   — em cada pé o apoio sobre o bordo interno e externo separadamente.
   — os quatro pontos principais de apoio de cada pé:

     · tuberosidade posterior interna do calcâneo;
     · tuberosidade posterior externa do calcâneo;
     · cabeça do quinto metatarsiano – anterior externa;
     · cabeça do primeiro metatarsiano – anterior interna.

Como elaborar o diagnóstico

Percepção do apoio em ambos os pés

1. O normal seria o paciente perceber a mesma intensidade de apoio em ambos os pés. E, logicamente, essa sensação corresponder à realidade.
2. Se houver uma assimetria de apoio:

   — Pode ser devida a um genuvaro ou valgo unilateral. No caso do varo maior, apoio homolateral. No caso do valgo maior, apoio contralateral.
   — Pode dever-se a uma adução ou abdução de um quadril.

No caso de uma adução maior, apoio homolateral. No caso de uma abdução maior, apoio contralateral.

— Pode ser devida a uma translação ou lateroflexão do tronco (ver os exames correspondentes — p. 48).

Percepção do apoio nos antepés ou nos retropés

1. Apesar de a linha de gravidade cair à frente dos maléolos (Bienfait, 1995a), na altura dos cuneiformes intermediários por ocasião dos apoios bipodais, a percepção do apoio normal não deve ser uma maior carga anterior. Como os soleares, fixos nos calcâneos, estão o tempo todo segurando a tíbia para trás, o que requer o retropé com bom apoio no chão, isso provavelmente dá a sensação de harmonização dos apoios.

2. Maior apoio nos antepés é um desequilíbrio anterior e pode ser em decorrência de:

   — Flexo de joelhos, não compensado.
   — Anteversão pélvica, mal compensada.

Percepção de apoio de antepé e retropé sentidos separadamente

1. Trata-se de afinar o exame anterior para que, se houver desequilíbrio no plano sagital, isto é, sensação de maior apoio no antepé ou no retropé, o paciente possa julgar se o desequilíbrio sentido é simétrico ou se de um lado sente um apoio maior no antepé e do outro um maior apoio no retropé. Se esse for o caso, é provável que essa sensação se associe com uma rotação pélvica.

2. É comum haver rotação pélvica e o paciente não relatar essa sensação, visto que grande parte das pessoas, mesmo que acostumadas a realizar atividades físicas, não tem uma consciência corporal tão fina a ponto de fazer tal diferenciação.

Percepção de apoio de bordo interno e externo de cada pé sentidos separadamente

1. O apoio sobre ambos os bordos externos ou internos leva em geral à anteversão-lordose.

2. O apoio mais acentuado sobre o bordo externo em um dos pés causa rotação pélvica homolateral.

3. O apoio mais acentuado sobre o bordo interno em um dos pés leva à rotação pélvica contralateral.

Percepção dos quatro pontos de apoio dos pés no chão

1. Estes quatro pontos de apoio são:

   — Na frente: cabeça do quinto e primeiro metatarsianos.
   — Atrás: tubérculo interno e externo do calcâneo.

(É normal o paciente sentir os quatro pontos igualmente apoiados.)

2. Se houver maior apoio sobre o tubérculo interno do calcâneo, é sinal de um valgo do retropé.

3. Se houver maior apoio sobre o tubérculo externo do calcâneo, é sinal de um varo do retropé.

4. Se houver maior apoio sobre a cabeça do primeiro metatarsiano, é sinal de uma eversão do antepé.

5. Se houver maior apoio sobre a cabeça do quinto metatarsiano, é sinal de uma inversão do antepé.

6. Normalmente este exame confirma o anterior, isto é, um maior apoio sobre o tubérculo externo do calcâneo acompanha-se de maior apoio sobre a cabeça do quinto metatarsiano. Entretanto, pode haver apoio normal sobre ambos os tubérculos do calcâneo e desequilíbrio na frente, em geral, em eversão, com maior apoio sobre a cabeça do primeiro metatarsiano, o que corresponde a um pé em torção.

Comentários sobre o diagnóstico

Com frequência, as sensações dos apoios confirmam o exame anteriormente descrito. No entanto, pode haver disparidade entre sensação e real posição.

Sinais dos apoios plantares na sola do pé

Como realizar o exame

1. O paciente fica em decúbito dorsal.
2. O terapeuta examina a sola dos pés.

Como elaborar o diagnóstico

1. Normalmente os pés não devem apresentar calos ou calosidades mais acentuados em um ponto específico.

2. Calosidades mais acentuadas em um dos quatro pontos de apoio normais já descritos correspondem a maior apoio nesse ponto.

3. Calosidades mais acentuadas em um dos pés correspondem a maior apoio sobre este membro inferior.

4. Calosidades mais acentuadas sobre a cabeça do primeiro metatarsiano acompanham-se com frequência de calosidade na região interna da falange proximal do hálux, o que confirma uma eversão de antepé em um grau um pouco mais grave.

5. Calo ou calosidade na região da cabeça do segundo ou terceiro metatarsianos corresponde a um desabamento do arco transverso.

Comentários sobre o diagnóstico

Desabamento de arco transverso é um nome inadequado. Quando se fala em arco transverso, pensa-se na região da cabeça dos metatarsianos. No entanto, se cortarmos transversalmente o corpo destes ossos em qualquer altura, veremos que o arco está presente, trata-se, portanto, de uma estrutura em forma de abóbada, tanto transversal quanto longitudinalmente.

Análise das pegadas

A análise das pegadas, obtidas por apoio plantar sobre papel após pintura da sola do pé ou com o auxílio de um plantígrafo, pode fornecer importantes sinais para o diagnóstico do posicionamento do antepé e do retropé. De acordo com Platzer (1982), o pé normal apresenta a marca dos cinco artelhos, um campo anterior e um posterior reunidos por uma faixa longitudinal (Figura 122).

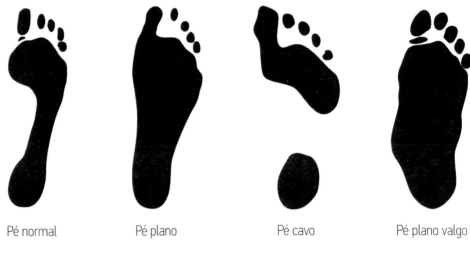

Pé normal   Pé plano   Pé cavo   Pé plano valgo

Figura 122

Quando o conjunto da planta se alarga, estamos diante de um pé plano. Se o pé plano se combinar com um calcâneo em pronação, portanto valgo, o perfil do pé transborda internamente e torna-se um pé plano valgo.

Uma pegada dividida em duas porções descontínuas corresponde a um pé cavo, que, segundo Platzer, é decorrência de um calcâneo em supinação e de um antepé em pronação.

Por outro lado, Staheli, Chew e Corbett (1987), realizaram em 1987 um estudo com 441 indivíduos normais para encontrar uma forma objetiva de analisar as pegadas, estabelecendo faixas de valores normais para todos os grupos etários. Para isso tomava as medidas da largura da marca do pé na altura do calcanhar e na altura do arco.

A largura na altura do arco era dividida por aquela tomada na altura do calcanhar, obtendo, assim, o denominado "índice do arco plantar" (Figura 123).

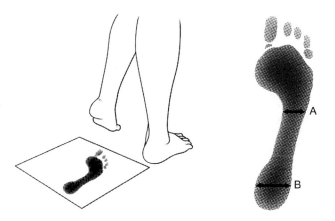

Figura 123

Além disso, dividiu os indivíduos em 21 grupos:

- de 1 a 14 anos em 14 grupos (até 1 ano, de 1 a 2 etc.);
- de 14 a 19 anos em um único grupo;
- de 20 a 70 anos em cinco grupos (de 20 a 30, de 30 a 40 etc.);
- acima de 70 anos em um único grupo.

A faixa do normal foi definida estando dentro de dois desvios-padrão em torno da média. Para cada um dos 21 grupos etários foi traçado um gráfico com o índice médio do arco e os dois desvios-padrão (Figura 124).

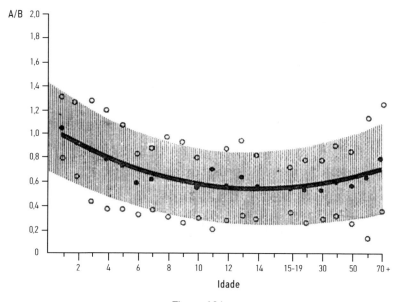

Figura 124

O índice médio do arco para homens foi 0,71 e, para mulheres, 0,66. Essa diferença, apesar de estatisticamente significativa, foi desprezada porque não há nisso significado prático. De acordo com o gráfico da Figura 124, concluímos que, durante a infância, o valor normal do índice do arco varia de 0,70 a 1,35, o que quer dizer que uma largura do pé na área do arco de até 1,3 vezes a largura do calcanhar está dentro dos valores normais para a faixa etária.

Com o crescimento, o arco longitudinal do pé evolui durante a infância, perdendo tecido gorduroso subcutâneo e reduzindo a flexibilidade das articulações. Após a primeira metade da infância até a idade adulta, o índice do arco tem uma larga faixa de variação considerada normal, de cerca de 0,30 a 1,0 (Figura 125).

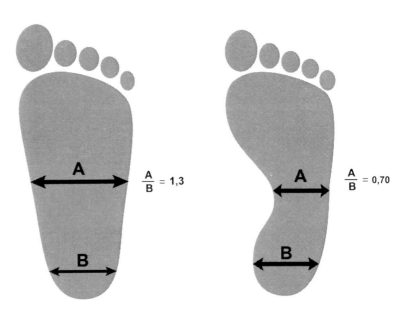

Figura 125

A impressão plantar, no entanto, deve ser acompanhada de um exame clínico para que se forme um diagnóstico adequado.

Exame clínico

A flexibilidade do pé plano é mais importante que sua forma estática, conforme Mosca (1992).

O pé plano é considerado flexível quando:

— desaparece na posição sentada com pés pendentes sem apoio (Figura 126);

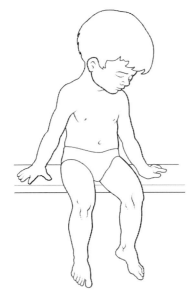

Figura 126

- desaparece no teste de elevação do hálux (Figura 127);
- o tendão de aquiles é flexível o suficiente para permitir dorsiflexão de 10 a 15 graus além da posição neutra com joelho em extensão e articulação subtalar mantida em posição neutra (Figura 128).

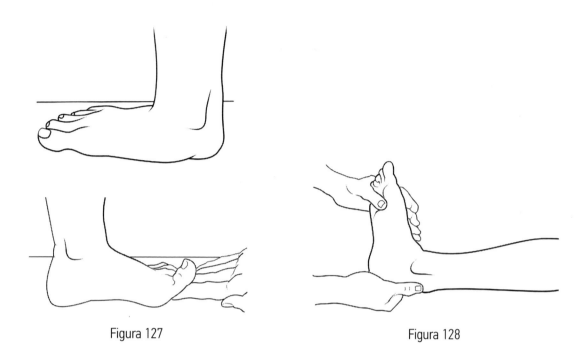

Figura 127   Figura 128

O pé plano flexível, com as duas primeiras características presentes mas com o tendão de aquiles retraído, é capaz de produzir disfunções com mais frequência que o pé plano flexível com o tendão de aquiles normal.

O pé plano é considerado rígido quando seu arco permanece achatado na ausência de apoio ou no teste de elevação do hálux, o que demonstra restrição na mobilidade da articulação subtalar. É esse tipo de pé plano que mais frequentemente causa dor e disfunção.

Avaliação do equilíbrio torcional dos membros inferiores

O objetivo deste capítulo é reunir todos os testes clínicos que avaliam a posição das superfícies articulares das maiores articulações do membro inferior no plano horizontal, assim como o grau de torção das diáfises ósseas. É importante desde já diferenciar os dois conceitos: rotação é o movimento relativo de uma superfície articular em relação à outra, e torção é o que ocorre na diáfise óssea entre duas superfícies articulares (Lerat, Moyen e Bochu, 1982; Staheli, Corbett, Wyss e King, 1985). Enquanto as superfícies articulares rodam uma em relação à outra durante a flexão e a extensão, as diáfises ósseas são submetidas a torções em ambos os movimentos; torções particularmente intensas na posição ortostática, com os membros inferiores mantidos em extensão. Essas torções são opostas em cada segmento, para que haja um equilíbrio de forças. No entanto, como veremos, esse equilíbrio não é perfeito, assim, por exemplo, em média, a diáfise da tíbia torce muito mais externamente do que a diáfise femoral internamente. Sempre que houver um distúrbio estrutural que aumente uma torção ou rotação, haverá repercussões no segmento vizinho, no seguinte a ele, na forma de andar etc.

Avaliação do ângulo de anteversão femoral

Como realizar o exame

1. O paciente permanece em decúbito ventral, joelhos em flexão de 90 graus, tíbias verticais.
2. O terapeuta gira várias vezes uma tíbia por vez para fora, relaxando ao máximo os rotadores externos da coxofemoral, especialmente os piriformes, cuja tensão pode falsear o resultado do teste a seguir, isto é, pode diminuir a amplitude de rotação interna que é avaliada no teste descrito adiante.
3. O terapeuta leva ambas as tíbias para fora, o que faz a coxofemoral rodar internamente (Figura 129). De acordo com Staheli, Corbett, Wyss e King (1985), a rotação interna média para meninos é cerca de 50 graus; para meninas, 40 graus (isso do meio da infância em diante). Nessa avaliação clínica proposta, creio que pode-se considerar normal uma média de 45 graus para ambos os sexos. Para maior precisão, utilizar um goniômetro (Figuras 130 e 131).
4. O terapeuta leva ambas as tíbias para dentro, o que faz a coxofemoral rodar externamente (Figura 132). A rotação externa média para meninos e meninas é a mesma, cerca de 45 graus. Como é difícil visualizar a amplitude com ambas as tíbias rodando ao mesmo tempo, pode-se fazer o teste unilateralmente, utilizando-se um goniômetro (Figuras 133 e 134).

Como elaborar o diagnóstico

1. Ainda segundo Staheli, Corbett, Wyss e King (1985), se a rotação interna variar de 70 a 80 graus e a externa de 10 a 20 graus, deve haver um leve aumento do ângulo de anteversão femoral. Se a rotação interna variar de 80 a 90 graus e a externa de 10 a zero grau, deve haver um aumento moderado do ângulo de anteversão. Se a rotação interna for maior que 90 graus e a rotação externa não for possível, deve haver um severo aumento do ângulo de anteversão femoral.

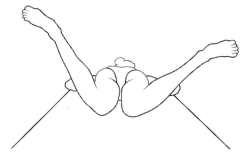

Figura 129

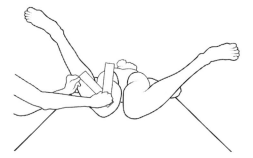

Figura 130

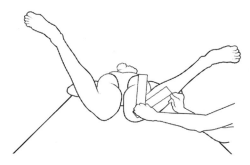

Figura 131

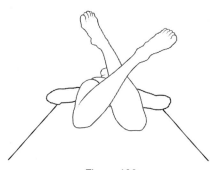

Figura 132

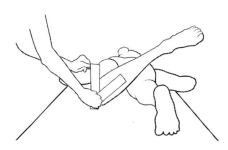

Figura 133

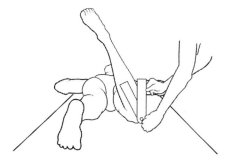

Figura 134

2. De acordo com Shands e Steele, citados por Tachdjian (1990, p. 2800), o ângulo de anteversão femoral varia com a idade:

— Entre 3 e 12 meses: 39 graus.
— Aos 24 meses: 31 graus.
— A partir de então, diminuição de 1 a 2 graus a cada dois anos.

- Aos 10 anos, a média é 24 graus.
- Aos 14 anos: 21 graus.
- Aos 16 anos: 16 graus.
- A partir de então não haveria mais grande variação. Em pesquisa com adultos ingleses realizada por dois outros autores, Pearson e Bell (1919), 15,3 graus é o valor médio encontrado.
- Shands e Steele, citados por Tachdjian (1990, p. 2800) consideram normais variações de 10 graus para mais ou menos da média.
- Na mostragem de Lerat, Moyen e Bochu (1982), a evolução cessa por volta dos 12 anos, e a média do ângulo de anteversão no adulto é de 14 graus, considerando normal uma variação de 7 graus para mais ou menos.

3. Vemos assim que do nascimento à adolescência esse ângulo varia. Portanto, os valores médios de 45 graus para ambas as rotações devem ser admitidos para indivíduos que já atingiram a adolescência. Como já citado aqui, Staheli, Corbett, Wyss e King (1985) falam nesses valores médios do meio da infância em diante.

4. Pelo fato de o ângulo de anteversão ser maior no início da vida, as crianças pequenas giram muito mais o pé para fora durante a fase pendular da marcha (o que, com a flexão do joelho associada, indica rotação interna da coxofemoral). O ângulo de anteversão muito maior leva à rotação interna mais acentuada da coxofemural durante a flexão. Se o ângulo de anteversão for exagerado, a criança pode até mesmo manter o pé totalmente rodado para dentro na posição ortostática para manter a cabeça femoral dentro do acetábulo, o que complica ainda mais a fase pendular da marcha.

5. De acordo com Tachdjian (1990, p. 2800), o fator genético pode ser parcialmente responsável pelo aumento do ângulo de anteversão femoral. Cita o trabalho de Crane (1959), que comprova alguma relação familiar em 29% de 72 pacientes analisados. No entanto, ao contrário da torção tibial interna, não se conseguiu ainda estabelecer um claro padrão de herança hereditária.

6. Reunindo todas as informações anteriores, se no adulto ambas as rotações do quadril forem semelhantes e situarem-se em torno de 45 graus, o ângulo de anteversão do colo femoral também deve estar dentro da média que é, na população francesa, de acordo com Lerat, Moyen e Bochu (1982), 14 graus + ou − 7 graus; na população inglesa, segundo Pearson e Bell (1919), 15,3 graus + ou − 10 graus.

Comentários sobre o diagnóstico

1. Esta é uma forma de avaliar se o ângulo de anteversão está dentro da média, pouco ou muito acima dela. Para saber com exatidão o quanto ele mede, a maneira mais precisa é a tomografia; clinicamente, pode-se obter um valor aproximado procedendo-se da seguinte forma:

   a. O paciente permanece em decúbito ventral, tíbia na vertical, joelho a 90 graus.

   b. Com a mão caudal o terapeuta prende a tíbia do paciente, com a lateral do polegar da mão cefálica palpa a região do trocanter maior e gira a tíbia para fora até que a polpa do polegar sinta a região posterior do trocanter, quando é possível apoiar sobre ele.

   c. Nesse momento, o colo femoral, que partiu de uma posição oblíqua semelhante à que assume na posição ortostática, tem de estar paralelo à superfície de exame, em um plano frontal ao corpo, e deve ter percorrido um ângulo igual ao valor de seu ângulo de anteversão.

   d. A tíbia que partiu da vertical tem de estar oblíqua, formando com a vertical um ângulo idêntico ao percorrido pelo colo, o ângulo de anteversão.

2. Dessa forma, se medirmos o ângulo percorrido pela tíbia, com todos os erros que podemos cometer ao avaliar a posição do trocanter ou o deslocamento da tíbia, temos, aproximadamente, o valor do ângulo de anteversão do colo do fêmur.

3. Durante a marcha, a pelve gira em torno de um eixo vertical alternadamente para a direita e para a esquerda em relação à linha de progressão (Rose e Gamble, 1998).

   O valor médio dessa rotação é de 4 a 16 graus, dependendo da estatura, idade e velocidade da marcha do indivíduo (Viel, 2000). Sendo a pelve uma estrutura praticamente rígida, as rotações ocorrem alternadamente em cada articulação do quadril associadas a modificações da flexão e da extensão puras dessas articulações.

   Em geral, fêmur e tíbia começam a girar internamente em direção ao membro de apoio no início da fase de balanceio, rotação que continua até a fase de duplo e médio apoio, quando se inicia a fase de rotação externa que se mantém até a próxima fase de balanceio.

   Lerat (1982) chama a atenção para o fato de que, quanto maior o ângulo de anteversão do colo do fêmur, mais o quadril "trabalha em anteposição", o que me parece querer dizer que colo e cabeça femorais tendem a se anteriorizar na posição fundamental em pé. A partir dessa posição, no momento de início da fase de balanceio do membro inferior para a marcha, cabeça e colo recuam, provocando rotação interna, por causa da orientação do colo do fêmur (Piret e Beziers (1992). Portanto, essa rotação interna será tanto maior quanto maior for o ângulo de anteversão do colo, levando o joelho mais para dentro e o pé mais para fora, à medida que a fase de balanceio evolui, e pode mesmo se manter ao final, por ocasião do apoio do pé no chão. Isso pode ser determinante para a diminuição do ângulo do passo.

Observação de ordem prática

Tenho encontrado, muito frequentemente, membro inferior mais longo homolateral ao ângulo de anteversão do colo do fêmur maior. Poderíamos supor que, como há uma anomalia de posicionamento do colo do fêmur no plano horizontal, levando a um aumento do ângulo de anteversão, poderia haver uma anomalia no plano frontal colocando-o em um ângulo cervicodiafisário também maior, o que justificaria um aumento do comprimento total do membro inferior?

Avaliação da torção tibial externa

Como realizar o exame

1. O paciente coloca-se em pé sobre uma folha de papel em branco, com os calcanhares alinhados com um dos bordos do papel que deve ser perfeitamente reto.
2. O terapeuta senta-se no chão, atrás do paciente, segura a ponta de um dos pés dele e gira-o em torno do calcanhar (Figura 135) até que os côndilos femorais posicionem-se no plano frontal, que corresponderá ao bordo do papel (Figura 136). Nesse momento pousa a ponta do pé no chão. Repete o procedimento com o outro pé.
3. Para conferir se os côndilos estão mesmo bem posicionados, o terapeuta pousa a polpa de ambos os polegares levemente sobre os côndilos de um fêmur e verifica se estão perfeitamente frontais (Figura 137). Se não for o caso, deve girar a ponta do pé em questão para dentro ou para fora até conseguir um bom posicionamento.
4. Desenhar o contorno dos pés sobre o papel. Tomar cuidado para evidenciar o contorno do segundo dedo (Figura 138). Se esse dedo for torto, o ideal é marcar o intervalo entre o primeiro e o segundo dedos e o segundo e o terceiro dedos

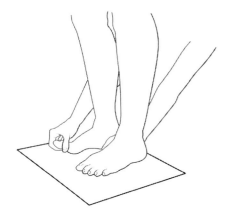

Figura 135

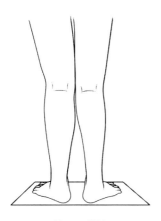

Figura 136

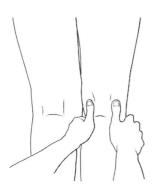

Figura 137

na articulação metatarso falangiana. Marcar também o centro do calcanhar (Figura 139).
5. Palpar os tornozelos internos e externos de ambos os pés e projetar sobre o papel o ponto correspondente (Figuras 140, 141, 142 e 143).

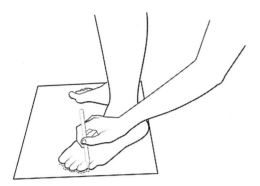

Figura 138

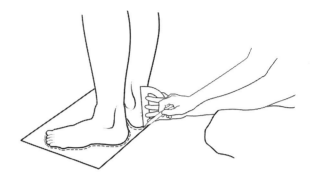

Figura 139

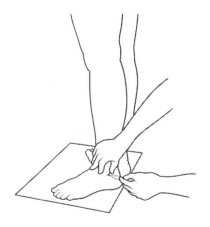

Figura 140

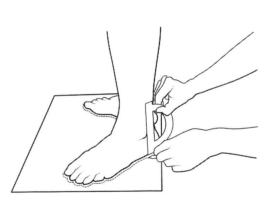

Figura 141

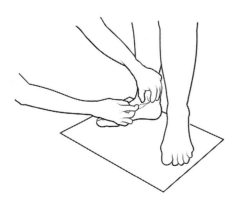

Figura 142

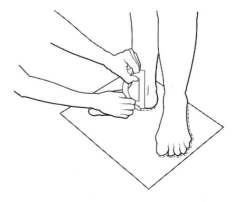

Figura 143

Como elaborar o diagnóstico

1. O paciente sai de cima do papel.
2. O terapeuta traça as linhas que unem os maléolos (eixo bimaleolar) e as prolonga até o bordo do papel que corresponde ao eixo bicondiliano, tendo em vista que os côndilos foram posicionados coincidindo com o bordo do papel.
3. Se o eixo bimaleolar não cruzar o bordo do papel, basta traçar uma paralela ao bordo que cruze.
4. O ângulo formado pelo eixo bicondiliano e pelo eixo bimaleolar (ângulo côndilo-maléolo) corresponde aproximadamente à torção externa da diáfise da tíbia. Logicamente, ele é um pouco maior porque aqui estamos confundindo o eixo bicondiliano com o eixo médio da superfície articular superior da tíbia. Sabemos que durante a extensão a superfície articular da tíbia girou externamente em relação à superfície articular dos côndilos femorais em virtude da rotação automática do joelho. Assim, podemos dizer que o ângulo encontrado corresponde à torção externa da diáfise tibial mais a rotação externa automática da tíbia.
5. De acordo com Lerat, Moyen e Bochu (1982), o valor médio desse ângulo côndilo-maléolo é de 34 graus + ou − 8 graus; em sua mostragem variou de 15 a 48 graus (Figura 144).

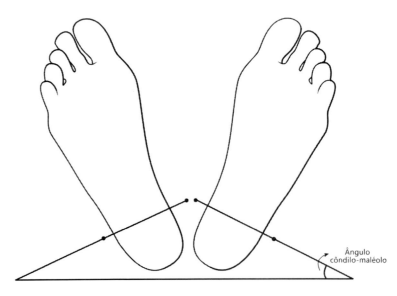

Figura 144

Comentários sobre o diagnóstico

1. Observamos que em média a torção tibial externa é muito maior que a torção femoral interna (determinada pelo ân-

gulo de anteversão femoral). Lerat (Lerat, Moyen e Bochu, 1982) fala até de um índice de torção tibiofemoral médio que é de 20 graus (34 graus de torção tibial externa menos 14 graus de torção femoral interna). Se esse índice for menor que 20 graus, aproximando-se de zero, maior o equilíbrio entre as forças torcionais na região do joelho; quanto mais ultrapassar 20 graus, maior o desequilíbrio entre as torções na mesma região.

2. De acordo com Morvan, Massare e Frija (1986), a torção tibial interna é rara, 5% dos casos. Blumel, Eggers e Evans, citados por Tachdjian (1990, p. 2793), relatam oito casos de torção tibial interna em quatro gerações, comprovando uma herança genética autossômica dominante.

3. Assim, se no exame clínico o terapeuta constatar uma torção tibial interna e na anamnese verificar que pais e avós apresentam o mesmo desequilíbrio, suas pretensões de melhorar esse quadro mediante tratamentos clínicos devem ser muito modestas.

Avaliação da torção submaleolar

Como realizar o exame

O procedimento inicial é semelhante ao do exame anterior:

1. O paciente coloca-se em pé sobre uma folha de papel em branco, com os calcanhares alinhados com um dos bordos do papel que deve ser perfeitamente reto.

2. O terapeuta senta-se no chão, atrás do paciente, segura a ponta de um dos pés dele e gira-o em torno do calcanhar até que os côndilos femorais posicionem-se no plano frontal (que corresponderá ao bordo do papel). Nesse momento pousa a ponta do pé no chão. Faz o mesmo com o outro pé.

3. Para conferir se os côndilos estão mesmo bem posicionados, o terapeuta pousa a polpa dos polegares sobre os côndilos de um fêmur e verifica se estão perfeitamente frontais. Se não for o caso, gira a ponta do pé em questão para dentro ou para fora até conseguir um bom posicionamento.

4. Desenhar o contorno dos pés sobre o papel. Tomar cuidado para evidenciar o contorno do segundo dedo e marcar o centro do calcanhar.

5. Palpar os tornozelos internos e externos de ambos os pés e projetar sobre o papel o ponto correspondente (ver figuras da p. 95).

Como elaborar o diagnóstico

1. O paciente sai de cima do papel.
2. O terapeuta traça as linhas que unem os maléolos (eixo bimaleolar).
3. Em seguida, traça a linha que une o segundo metatarsiano ao centro do calcâneo (eixo médio do pé).
4. No ponto exato de cruzamento entre os dois eixos anteriores o terapeuta levanta uma perpendicular ao eixo bimaleolar.
5. O eixo médio do pé forma um ângulo com essa perpendicular; em geral, distancia-se dela aproximando-se da linha mediana do corpo (Figura 145).
6. De acordo com Lerat, Moyen e Bochu (1982b), o valor médio desse ângulo é de 9 graus (em sua mostragem variou de zero a 25 graus).

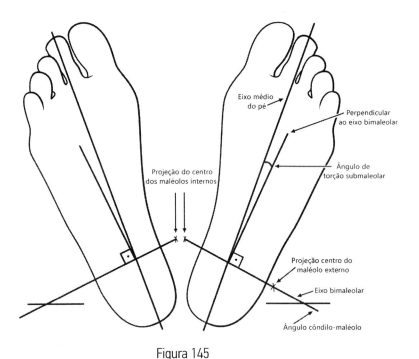

Figura 145

Comentários sobre o diagnóstico

1. Se normalmente o eixo médio do pé se aproxima da linha média do corpo, é porque, dessa forma, sua posição em rotação externa, causada pela torção externa da tíbia, é atenuada o máximo possível, trazendo sua ponta mais perto da linha de evolução da marcha, o que facilita o movimento na deambulação.

2. A composição da rotação tibial externa durante a extensão do joelho (em média, 3 graus), mais a torção tibial externa (em média, 31 graus) — que giram o pé para fora —, menos o ângulo de torção submaleolar — que gira o pé para dentro —, contribui para a posição do eixo médio do pé durante a marcha. Esta será também influenciada pela maior ou menor rotação interna de todo o membro inferior, determinada pelo tamanho do ângulo de anteversão do colo do fêmur (ver comentários sobre o diagnóstico em avaliação do ângulo de anteversão do colo do fêmur).

Observação do eixo médio do pé durante a deambulação

Na marcha o pé se apoia no chão com um ângulo mais ou menos constante para cada indivíduo. Esse ângulo é aquele formado pelo eixo mediano do pé e pela linha de progressão (Tachdjian, 1990).

Para Lerat, Moyen e Bochu (1982b), a observação clínica desse ângulo resume o exame dinâmico da marcha. Demonstra de que forma os segmentos constituintes do membro inferior se organizaram para a execução de sua função mais importante.

Como realizar o exame

1. O cliente anda em linha reta pelo menos 3 ou 4 metros.
2. O terapeuta observa-o por trás, sentado no chão, e deve colocar os olhos o mais próximo possível do plano de apoio dos pés, o que facilita a observação. Isso pode parecer estranho. É claro que, ao se observar o paciente pela frente, o eixo médio do pé é realmente visível. No entanto, quando se observam os pés por trás, as dúvidas sobre uma pequena diferença da posição de um pé mais para fora do que o outro são mais facilmente esclarecidas.
3. O terapeuta deve concentrar a atenção na visualização dos bordos externos dos pés.
4. A partir desse ponto de visualização, eles deveriam ser quase imperceptíveis se os pés se apoiassem com seu eixo médio paralelo à linha de progressão da marcha.
5. Quanto mais eles se evidenciam, maior é o ângulo do passo.
6. Apesar de não ser uma forma de medir o ângulo, é um exame excelente para observar diferenças de ângulos de um e outro pé; até mesmo pequenas diferenças são facilmente visualizadas.
7. No exemplo das Figuras 146 e 147, o mesmo paciente é observado em dois diferentes momentos da marcha. Nota-se

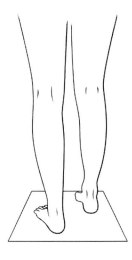

Figura 146
(Momento A)

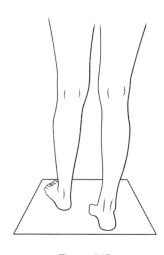

Figura 147
(Momento B)

que em ambos o bordo externo do pé direito não é visível, já o do esquerdo é mais visível no momento B, menos no A, mas é sempre visível. Conclusão, o eixo médio do pé esquerdo está mais desviado para fora do que o do pé direito. O ângulo do passo (Figura 148) à esquerda deve ser maior que o ângulo do passo à direita.

Como elaborar o diagnóstico

1. De acordo com Staheli, Corbett, Wyss e King (1985), este ângulo varia de – 3 graus a + 20 graus.
2. Conforme Lerat, Moyen e Bochu (1982b), este ângulo varia de – 10 graus a + 30 graus.

Comentários sobre o diagnóstico

Se houver necessidade de uma medida precisa, podem-se estender alguns metros de papel comprado em rolo no chão, fixá-lo com fita crepe, colorir o pé do paciente com tinta de pintura a dedo e pedir que ele ande alguns metros. Consideram-se as pegadas que se repetem algumas vezes com um ângulo semelhante (Figura 148). No início da deambulação, nesta situação de exame, o paciente pode hesitar e andar de forma não habitual.

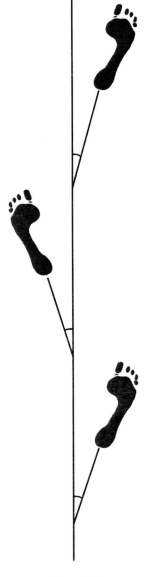

Figura 148

FLEXIBILIDADE GERAL

FLEXIBILIDADE DA CADEIA MUSCULAR POSTERIOR

Como realizar o exame

1. O paciente permanece em pé, pés em posição de passo.
2. Mantendo os joelhos em extensão, lentamente o paciente inclina a cabeça, em seguida o tronco, e leva as mãos em direção ao chão, sem forçar. Ao menor sinal de dor ou tensão "incômoda" (para usar um termo usualmente empregado pelos próprios pacientes), o movimento é interrompido.
3. Observando-o de perfil, o terapeuta comenta a amplitude, o posicionamento ou a existência dos seguintes itens:
   — Ângulo tibiotársico
   — Joelhos
   — Ângulo coxofemoral
   — *Cuvette* lombossacral
   — Retificações vertebrais
   — Posição cervical
   — Distância mão-chão

Como elaborar o diagnóstico

1. Ângulo tibiotársico
   — Deve ser de 90 graus. Na Figura 149 ele se aproxima desse valor. Em todas as figuras da página 102 é maior.
   — Se o ângulo tibiotársico for maior do que 90 graus, é provável que o solear esteja retraído e puxe a tíbia para trás, visto que o calcâneo tem de permanecer apoiado, a inserção distal não pode mover-se. Essa hipótese pode ser confirmada testando-se a amplitude passiva do ângulo tibiotársico, que, partindo de 90 graus, deve ainda progredir em flexão dorsal. Como vimos na avaliação

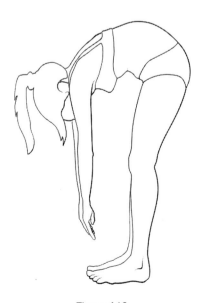

Figura 149

do arco plantar, Mosca (1992) considera que o tendão de aquiles deve permitir dorsiflexão de 10 a 15 graus além da posição neutra do pé.

2. Joelhos

— Devem permanecer eretos (Figuras 149 e 151), com tíbia e fêmur em continuidade.
— Se os joelhos estiverem em hiperextensão, a tíbia deve estar sendo tracionada pelo solear, quando então o ângulo tibiotársico também se encontra aberto, com valor maior do que 90 graus (Figuras 150 e 153). Tíbia e fêmur não estão em continuidade, mas formam um ângulo aberto para a frente.
— Se os joelhos estiverem em flexão, provavelmente os isquiotibiais, especialmente os semis (tendíneo e membranoso), encontram-se retraídos (Figura 152).
— Confirmar o grau de flexibilidade dos isquiotibiais por meio do teste de flexibilidade segmentar de extensores bi e monoarticulares do quadril (p. 115-116).

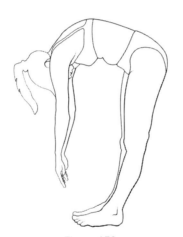
Figura 150

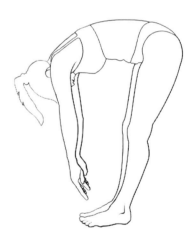
Figura 151

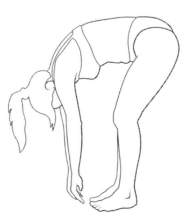
Figura 152

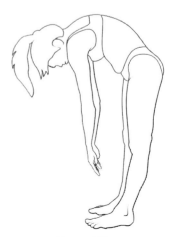
Figura 153

3. Ângulo da coxofemoral (Figura 154):

    — Para localizar o eixo médio do ilíaco, palpa-se seu bordo anterior e posterior, calculando-se aproximadamente seu eixo mediano em direção ao trocanter. Marcá-lo com um dos braços do goniômetro (Figura 154).
    — O eixo médio do fêmur deve ser imaginado partindo do trocanter em direção ao centro da espessura do joelho no plano sagital. Marcá-lo com o outro braço do goniômetro (Figura 154).
    — O eixo médio do ilíaco deve formar 90 graus com o eixo médio do fêmur. Na Figura 155 o ângulo aproxima-se desse valor. Na Figura 154 é de aproximadamente 135°.
    — Se o ângulo coxofemoral for maior do que 90 graus, os pelvitrocanterianos (especialmente piriforme) e os glúteos devem estar retraídos. Também se podem imaginar o semitendinoso e o semimembranoso retraídos, porém a retração destes manifesta-se nesta posição preferencialmente pela flexão dos joelhos.
    — Confirmar o grau de flexibilidade dos mono e biarticulares extensores do quadril pelo teste de flexibilidade segmentar específico (p. 115).

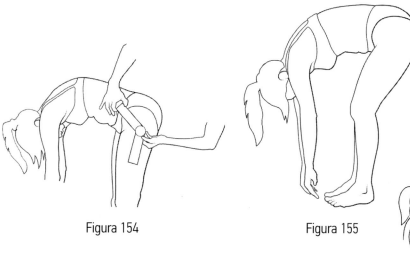

Figura 154   Figura 155

4. Consagrada como jargão profissional, *cuvette*, termo francês que significa "bacia", "poça", quando associada à região lombossacral, significa exatamente uma depressão sem muita profundidade encontrada na transição entre L_5-S_1, com o indivíduo inclinado para a frente (Figura 156). É decorrente da pouca mobilidade dessas duas vértebras. Isto é, L_5 não se desabita de S_1, e essa pequena "retificação" em uma região entre o final de uma lordose (a lombar), início de uma cifose

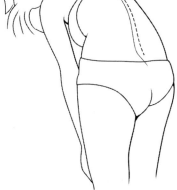

Figura 156

(sacra), manifesta-se dessa forma, como uma depressão. Portanto, *cuvette* lombossacral não deve existir. Essa pequena depressão de forma arredondada na região de L5-S1 significa um desequilíbrio estático.

5. Retificações vertebrais

— Não devem existir. Toda a coluna tem de estar harmonicamente solta para a frente, formando uma suave curva do sacro ao occipital (Figuras 157 e 158).
— Devem-se à não desabitação de um grupo de vértebras, o que impede que todo um segmento consiga entrar na leve curvatura que deveria formar-se do sacro à cervical, permanecendo como uma reta rígida inserta dentro do arco que, bem ou mal, tenta desenhar-se quando o tronco inclina-se à frente. Observar os exemplos de retificação de toda lombar na Figura 159 e da região lombar e torácica inferior na Figura 160.

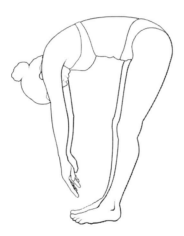
Figura 157

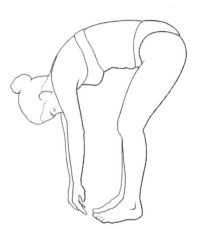
Figura 158

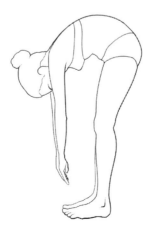
Figura 159

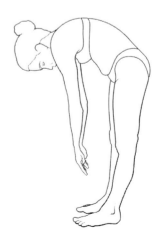
Figura 160

- Por vezes, em uma coluna mais flexível, nota-se uma diferença de mobilidade em pequenos segmentos porque as apófises espinhosas, bastante evidentes pela pele, deixam de aparecer nesses pontos de maior tensão dos paravertebrais.

6. Posição cervical

- Espontaneamente a cervical deve estar solta, confortável, sem sinais de tensão dos paravertebrais locais (Figuras 161 e 162).
- Posição cervical: se não se apresentar solta, relaxada e sem dor, pode apresentar-se:
  - retraída e sem dor;
  - retraída e com dor (Figura 163), o que representa dois estágios de gravidade progressiva da retração dos paravertebrais cervicais, especialmente semiespinhal da cabeça e longuíssimo da cabeça, que faz que esta se posicione em posteroflexão.

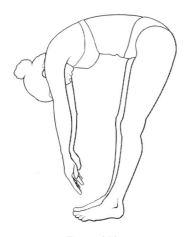

Figura 161

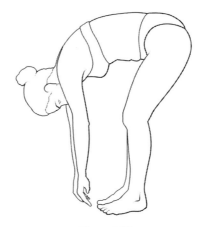

Figura 162

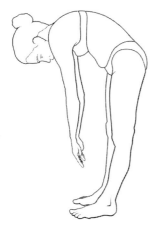

Figura 163

Como anotar:

CADEIA POSTERIOR

Ângulo tibiotársico > 90º ++
Joelhos-hiperext +
Ângulo coxofemoral 155º
Cuvette lombossacral (–)
Retificações vert. D6-L5
Posição cervical retraída com dor
Distância mão-chão 30 cm

7. Distância mão-chão
   - É o detalhe mais valorizado pelas pessoas em geral quando se inclinam para a frente. Na realidade, é apenas um detalhe entre tantos outros. A ponta dos dedos deveria tocar o chão, com todos os outros fatores, já apresentados, normais. Caso a pessoa toque mais do que a ponta, anotar o quanto toca: o dorso dos dedos? Toda a palma?
   - Se a mão não tocar o chão, anotar o número de centímetros entre a ponta do dedo médio em extensão e o chão. Se isso não ocorre, deve ser por uma combinação de limitações de mais do que um dos fatores considerados.

FLEXIBILIDADE DA CADEIA MUSCULAR ANTERIOR

Como realizar o exame

1. O paciente permanece em pé, pés em posição de passo.
2. O terapeuta solicita ao paciente que desfaça a curvatura em lordose da lombar, sem aumentar a cifose torácica e fletindo o mínimo possível os joelhos (Figura 164).
3. Se ele não for capaz, o terapeuta deve ajudá-lo, imobilizando a região torácica inferior, instruindo-o a fletir os joelhos, solicitando que suba o púbis para o umbigo etc.
4. Com a lordose corrigida, o terapeuta observa e anota detalhes sobre os seguintes itens:

   - Endireitamento lombar
   - Flexão dos joelhos
   - Flexão tibiotársica
   - Varo do calcâneo
   - Posicionamento da região torácica
   - Posicionamento da região cervical
   - Posicionamento do esterno
   - Posicionamento dos ombros

Como elaborar o diagnóstico

1. Endireitamento lombar
   - Total sem ajuda: espontaneamente o paciente desfaz a curva lombar, sem recuar a região torácica, alterando um mínimo a posição dos joelhos e nada dos outros segmentos corporais.
   - Total com ajuda: o paciente só consegue desfazer a lordose lombar por completo com a ajuda do terapeuta.

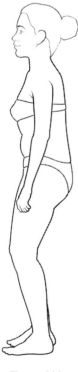

Figura 164

Isso deve estar associado ao desconhecimento do movimento ou a uma pequena tensão paravertebral que se resolvem com a assistência do terapeuta.

— Parcial com ajuda: o paciente consegue desfazer parcialmente a lordose lombar, mesmo com a ajuda do terapeuta. Isso deve relacionar-se a muita tensão de paravertebrais que não cedem o suficiente para permitir o movimento. Nesse caso, há recuo da lombar superior e até mesmo da torácica (Figura 165).

— Se o paciente for flexível, mas apresentar uma grande tensão entre L4-S1, o terapeuta pode se enganar ao não considerar um leve recuo que aparece na região lombar superior, quando as espinhosas apenas se insinuam pela pele e a região torácica se mantém vertical. Nesse caso, o terapeuta deve manter o sacro com uma das mãos e com a outra empurrar com leve tração axial as vértebras lombares superiores e aí então observará desvios muito mais evidentes nos outros segmentos.

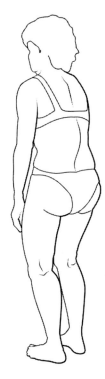

Figura 165

2. Flexão dos joelhos

— Deve ser mínima, por volta de 15 graus. Com o endireitamento da lordose a inserção vertebral do psoas recua, o que naturalmente traciona sua inserção distal sobre o fêmur. Este avança, causando uma leve flexão de joelhos. Além disso, o púbis sobe e os músculos que nele se inserem também tracionam suas inserções distais sobre o fêmur.

— Se a flexão dos joelhos ultrapassar 15 graus:
  · O psoas deve estar retraído. Com o recuo da lombar sua tração sobre o fêmur e a consequente flexão dos joelhos manifestam-se de forma excessiva também.
  · Confirmar por meio do teste de flexibilidade segmentar para mono e biarticulares flexores do quadril (p. 112).
  · Os adutores que se inserem sobre o púbis (pectíneo, adutor longo, adutor curto e grácil) também podem estar excessivamente retraídos; com a subida do púbis durante o endireitamento lombar, eles tracionam o fêmur para a frente, levando a uma grande flexão de joelhos.

3. Flexão tibiotársica: livre o suficiente para permitir a necessária flexão de joelhos, seja esta da amplitude que for. Isso demonstra uma boa flexibilidade do músculo sóleo. Se este estiver retraído, pode levar a um desequilíbrio do calcâneo no plano frontal, fazendo-o mudar seu ponto de apoio ou chegar mesmo a elevá-lo do chão, obrigando o paciente a posicionar-se na ponta dos pés. A primeira possibilidade é

mais comum, a segunda é rara, mas possível. Aqui vemos que o exame da "cadeia anterior" nos conduz a diagnósticos sobre elementos da cadeia posterior.

4. Varo do calcâneo: observar a posição dos calcâneos no plano frontal previamente ao teste e verificar se com o endireitamento lombar eles permanecem no mesmo alinhamento ou tendem a varizar. O normal seria que não alterassem sua posição. Isto é, se estiverem normais, varos ou valgos, a posição inicial não se alteraria. Com a flexão da tibioastragaliana, a retração do músculo sóleo muito frequentemente se manifesta fazendo-o transferir para fora seu ponto de apoio: se estiver normal, vai para um leve varo; se estiver varo, este varo torna-se ainda maior; se estiver valgo, o valgo se atenua ou desaparece. Esse é outro exemplo da influência da cadeia posterior no exame da cadeia anterior.

5. Torácica:

   — Não deveria alterar sua posição no espaço. A região lombar deve ser flexível o bastante para não buscar crédito nesta região ao alongar-se.
   — Se a coluna torácica diminuir sua curvatura lordosando-se, revelará tensão dos paravertebrais mais profundos (transversos espinhais e espinhal do tórax e do pescoço).
   — Se a coluna torácica aumentar sua curva, isso deve estar associado com avanço da cabeça (ver p. 65).
   — Novamente informações sobre tensões posteriores manifestam-se durante o exame da cadeia anterior.

6. Cervical:

   — Não deveria alterar sua posição no espaço. A região lombar deve ser flexível o bastante para não buscar crédito nesta região ao alongar-se.
   — Se diminuir a lordose, revelará tensão do espinhal do pescoço que se associa à tensão do espinhal do tórax (ambos retificadores) e à tensão dos pré-vertebrais. Confirmar no exame cervical se há tendência à retificação deste segmento.
   — Se aumentar a lordose com avanço da cabeça, revelará tensão dos paravertebrais superficiais que se inserem sobre a região torácica média e sobem até o occipital. Quando, partindo da lombar, uma tensão de alongamento sobe para a região torácica, músculos como o semiespinhal da cabeça e o longuíssimo da cabeça são tensionados e puxam o occipital para baixo. Esse avanço cervical também pode estar associado à retração dos escalenos.

7. Esterno:

— Não deve alterar sua posição.
— Se a região torácica retificou-se, o esterno a acompanha indo para a frente.
— Se a região torácica cifosou-se, o esterno a acompanha indo para trás, sob a ação dos músculos semiespinhais da cabeça, longuíssimo da cabeça atrás e escalenos na frente.

8. Ombros:

— Não devem alterar sua posição.
— Se se enrolarem para a frente, devem estar seguindo a retração dos escalenos, semiespinhais da cabeça e longuíssimo da cabeça que fazem a cervical anteriorizar-se e a torácica cifosar.
— Se forem puxados para trás, devem estar seguindo a retificação da coluna torácica e a adução escapular relacionadas à retração de trapézios médios e/ou romboides.

Os peitorais também podem estar retraídos. Verificar:

— Exame do sulco deltopeitoral — (p. 58).
— Exame do posicionamento das escápulas — (p. 60).
— Exame da flexibilidade geral em torção, em que também é possível verificar o grau de tensão dos peitorais — (a seguir).
— Exame de flexibilidade segmentar para peitoral maior – (p. 111).

FLEXIBILIDADE GERAL EM TORÇÃO (trapézio superior, peitoral maior, pelvitrocanterianos, trato iliotibial e amplitude de rotação articular da região torácica inferior)

Como realizar o exame

1. O paciente permanece em decúbito lateral, membros superiores a 90 graus com o tronco, coxofemoral e joelhos a 90 graus.
2. O terapeuta permanece atrás do paciente. Com a mão cefálica empurra a espinha da escápula em direção caudal, "encaixando-a", isto é, mantendo-a o mais distante possível da orelha, o que alonga a porção superior do trapézio. Com a outra mão segura o braço, imprimindo uma leve tração e rotação interna de todo o membro superior, posicio-

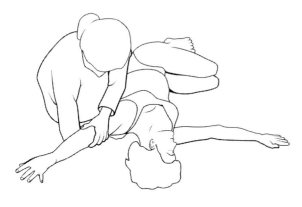

Figura 166

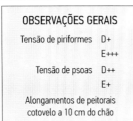

Como anotar:

OBSERVAÇÕES GERAIS	
Tensão de piriformes	D+
	E+++
Tensão de psoas	D++
	E+
Alongamentos de peitorais cotovelo a 10 cm do chão	

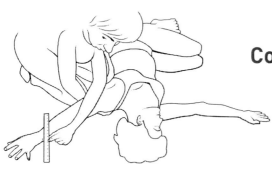

Figura 167

nando-o ligeiramente acima de uma abdução de 90 graus, seguindo uma linha oblíqua que prolonga o peitoral maior (Figura 166). Essa rotação interna acompanhada por leve tração tem o objetivo de posicionar a articulação escapulumeral de forma confortável e segura, fazendo-a abrir-se e fazendo a cabeça umeral permanecer centrada, perante a superfície articular glenoidiana e não escapando para a frente, o que ocorre se ela for deixada em rotação externa.

Com seu próprio antebraço apoiando o membro superior do paciente, o terapeuta vai conduzindo-o, sem forçar, para trás, com o objetivo de, se possível, vê-lo chegar ao chão.

4. Aos poucos, o terapeuta sente até onde o membro superior chega e retira seu apoio, sustentando os dedos sobre a espinha da escápula, mantendo-a "encaixada".
5. Observar a posição do joelho de cima. Ele não deve elevar-se ou escorregar para trás.

Como elaborar o diagnóstico

Nessa posição o terapeuta:

— Faz a medição, com seus dedos ou com uma pequena régua, da distância entre o processo estiloide do punho e o chão (Figura 167), o que permitirá ter uma ideia geral da amplitude possível de movimento.
— Anota a tendência a escorregar o joelho de cima para trás.
— Anota a tendência a abduzir o joelho de cima.

Comentários sobre o diagnóstico

1. Este teste permite verificar quanto o peitoral maior deixa o membro superior se posteriorizar com o trapézio superior perfeitamente relaxado, sem que haja a mínima elevação da escápula. Ao mesmo tempo permite verificar quanto a amplitude de rotação das articulações intervertebrais das vértebras torácicas inferiores deixa o tronco girar posteriorizando-se.
2. Para verificar especificamente o grau de retração do peitoral maior, deve-se aplicar o teste de flexibilidade deste músculo, segundo Magee (2002), descrito em "Flexibilidade segmentar" (ver p. 111).
3. Se o joelho superior recua rapidamente deslizando sobre a coxa de baixo, nota-se possível falta de mobilidade das articulações intervertebrais torácicas inferiores.
4. Se o joelho se eleva, possível retração de trato iliotibial, tensor da fáscia lata, nota-se porção profunda do glúteo maior, pelvitrocanterianos.

FLEXIBILIDADE SEGMENTAR

PEITORAL MAIOR (MAGEE, 2002)

Músculo normal

Paciente em decúbito dorsal sobre superfície plana e dura, com mãos cruzadas atrás da nuca e úmeros abduzidos. Os cotovelos apoiam-se sobre a superfície de exame e as costelas inferiores não se elevam.

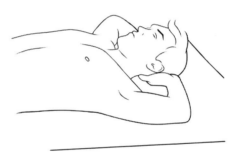

Figura 168

Músculo retraído

Os cotovelos não se apoiam sobre a superfície de exame. Se o examinador força os cotovelos em direção a ela, as costelas inferiores e o esterno inferior elevam-se.

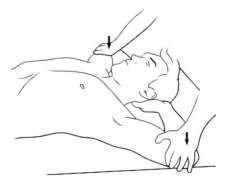

Figura 169

FLEXORES MONO E BIARTICULARES DO QUADRIL (KENDALL, MCCREARY E PROVANCE, 1995)

Comprimento normal dos flexores mono e biarticulares do quadril

Paciente em decúbito dorsal sobre superfície plana e dura, com as coxas e o tronco apoiados, as pernas pendentes.

Para manter a região lombar e o sacro apoiados e os ilíacos em retroversão, a coxa oposta ao lado a ser testado é flexionada contra o abdome e mantida pelo próprio paciente.

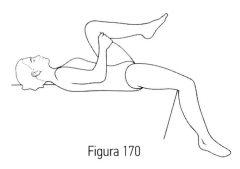

Figura 170

Músculos flexores monoarticulares — psoas e ilíaco normais

A coxa continua tocando a mesa de exame.

Músculo flexor biarticular — reto femoral normal

O joelho da perna pendente mantém-se, aproximadamente, a 80 graus de flexão.

Retração dos músculos flexores mono e biarticulares

A região posterior da coxa eleva-se da mesa de exame — psoas e ilíaco retraídos. O joelho se estende, saindo da posição de flexão de 80 graus — reto femoral retraído.

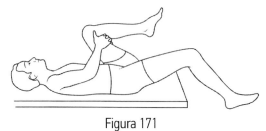

Figura 171

Comprimento normal dos flexores monoarticulares do quadril e retração dos biarticulares

A região posterior da coxa continua apoiada sobre a mesa de exame (psoas e ilíaco normais) e o joelho se estende (reto femoral retraído).

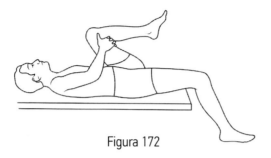

Figura 172

Retração dos flexores monoarticulares do quadril e comprimento normal dos biarticulares

A região posterior da coxa eleva-se da superfície de exame (psoas e ilíaco retraídos) e o joelho permanece com ângulo em torno de 80 graus (reto femoral normal).

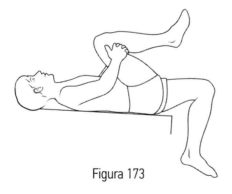

Figura 173

TENSÃO DO PSOAS
Como realizar o exame

1. O paciente permanece em decúbito dorsal, pernas alongadas.
2. O terapeuta coloca a polpa dos dedos de ambas as mãos paralelamente ao ligamento inguinal, o mais próximo possível da crista ilíaca e pressiona suavemente (Figura 174), sentindo se o paciente permite que seus dedos afundem (Figura 175). Se esse não for o caso, o terapeuta recoloca os dedos, que podem estar mal posicionados.

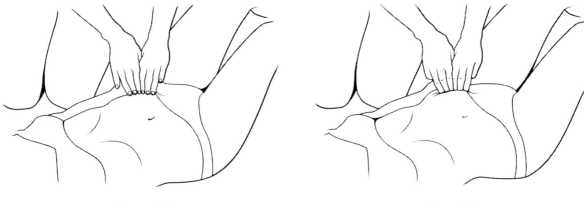

Figura 174   Figura 175

3. Quando os dedos apoiarem-se sobre uma superfície firme e não mais afundarem, devem ter atingido o plano mais próximo ao músculo psoas. Nessa posição, o terapeuta realiza pequenos movimentos circulares, aumentando ligeiramente a pressão.

Como elaborar o diagnóstico

1. Esse apoio deve ser indolor, e a consistência muscular sentida pela polpa dos dedos, semelhante, por exemplo, à do músculo trapézio superior (logicamente trapézio superior não retraído).
2. Se o paciente refere dor assim que o terapeuta inicia o apoio, é sinal de que o iliopsoas está muito tenso e esta tensão receberá uma conotação de três cruzes (+++).
3. Se o paciente refere dor quando o plano mais profundo é atingido, a tensão receberá uma conotação de duas cruzes (++).
4. Se o paciente refere dor apenas quando os movimentos circulares são iniciados, depois de atingido o plano mais profundo, a tensão receberá uma conotação de uma cruz (+).
5. Nos três casos, a consistência será proporcionalmente mais densa do que o normal. Com o hábito, o terapeuta passará facilmente a associá-la com o respectivo grau de tensão.

Comentários sobre o diagnóstico

A tensão dos músculos psoasilíacos, assim como a dos piriformes, encontra-se alterada em praticamente todo o desequilíbrio da região lombopélvica.

Nos processos de escoliose lombar, um deles sempre se encontrará mais tenso.

Nos processos de translação de tronco, o psoas homolateral a ela encontra-se mais tenso. Em geral, o piriforme do lado oposto também. No entanto, a maior tensão do piriforme contralateral é menos característica. Acredito que seja pelo fato de este último desempenhar um papel mais estático no equilíbrio postural, fazendo que ele normalmente esteja tenso, o que pode ter ocorrido mesmo antes da migração do tronco para um lado. Migração esta, sim, ligada ao aumento de tensão do psoasilíaco homolateral, fazendo que essa tensão seja mais facilmente diagnosticada.

EXTENSORES MONO E BIARTICULARES DO QUADRIL

Os testes que se seguem foram apresentados nos seminários de Reeducação Postural Global (RPG).

Kendall, McCreary e Provance (1995) discorrem sobre alguns testes de flexão de coxofemoral com joelho em extensão a partir da posição de decúbito dorsal e sentada. Particularmente, acredito que o teste de flexibilidade de cadeia posterior (em pé), complementado com os testes que se seguem, constitui um conjunto de procedimentos mais abrangentes.

Comprimento normal dos extensores mono e biarticulares

O paciente deve passar por dois testes:

— Sentar-se no chão com o sacro e a coluna lombar mantidos verticais, a coxofemoral a 90 graus, os joelhos a zero grau (Figura 176).

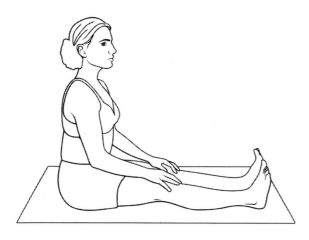

Figura 176

— O mesmo indivíduo deve ser capaz de continuar mantendo a verticalidade do segmento sacrolombar enquanto flexiona os joelhos até as coxas tocarem o tórax (Figura 177).

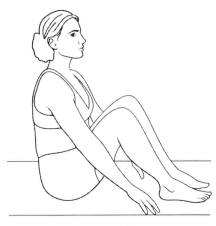

Figura 177

Comprimento normal de extensores biarticulares e retração de extensores monoarticulares do quadril

O indivíduo mantém a verticalidade sacrolombar com os joelhos em extensão (isquiotibiais flexíveis), porém arqueia a coluna quando flexiona os joelhos (pelvitrocanterianos e glúteos retraídos) (Figuras 178 e 179).

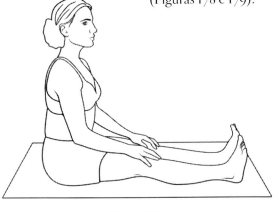

Figura 178

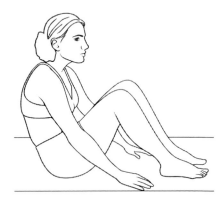

Figura 179

Comprimento normal de extensores monoarticulares do quadril e retração de biarticulares

O indivíduo mantém a verticalidade da região sacrolombar com as coxas flexionadas tocando o tórax (pelvitrocanterianos e glúteos normais), porém arqueia a coluna quando estende os joelhos (isquiotibiais retraídos) (Figuras 180 e 181).

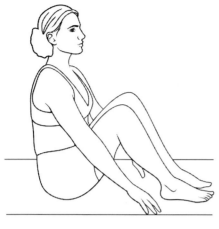

Figura 180

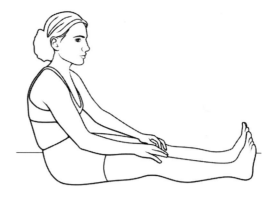

Figura 181

TENSÃO DE PIRIFORMES
Como realizar o exame

1. O paciente permanece em decúbito lateral, pernas fletidas.
2. O terapeuta traça uma linha imaginária que une trocanter maior e S1 (Figura 182). Seguindo essa linha, apoia firmemente o polegar atrás do trocanter (Figura 183). Nesse ponto encontrará a inserção do piriforme.
3. Se o apoio não for doloroso, o terapeuta coloca o cotovelo no mesmo ponto e pressiona. Por menor que seja, essa pressão será muito maior do que a do polegar (Figura 184).

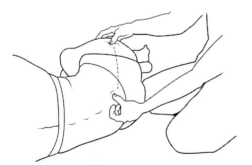

Figura 182

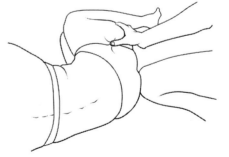

Figura 183

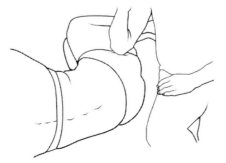

Figura 184

Como elaborar o diagnóstico

1. Se apenas com o apoio do polegar o paciente sente dor, é sinal de que o piriforme está muito tenso. O terapeuta dará a essa tensão uma conotação de três cruzes (+++).
2. Se com um apoio leve do cotovelo aparecer dor, uma conotação de duas cruzes (++).
3. Se apenas com um forte apoio do cotovelo aparecer dor, uma conotação de uma cruz (+).
4. Se não for sensível, o piriforme não deve apresentar uma tensão excessiva.

Comentários sobre o diagnóstico

Os ramos anteriores dos nervos sacrais saem pelos forames sacrais anteriores. O primeiro cruza obliquamente o bordo superior do músculo piriforme, o segundo caminha anteriormente a ele, o terceiro aplica-se contra seu bordo inferior. Esses três troncos fundem-se. Assim, o plexo sacral tem forma triangular (a base corresponde aos forames sacrais e o ápice, à porção anteroinferior da incisura isquiática maior) e une-se intimamente à face anterior do músculo piriforme. Atravessando a incisura isquiática, o músculo penetra na região glútea, e o plexo sacral, unindo-se às fibras provenientes de todos os ramos lombares forma o nervo ciático.

Essa intimidade entre vários ramos nervosos constituintes do ciático com a fáscia de um músculo tão retrátil, com bastante frequência envolvido em desequilíbrios biomecânicos da pelve, explica sintomas que podem ser confundidos com dores irradiadas por uma hérnia de disco lombar. A diferença é que, nesse caso, não há sinal de Laségue, e a dor que se irradia pela perna é sempre incompleta e/ou inconstante: na nádega, na coxa, na panturrilha... Além disso, a palpação já descrita pode despertar a dor referida pelo paciente. Poderíamos dizer que esta é uma falsa hérnia, e o alívio da tensão do piriforme seguido de uma reeducação postural que posicione a pelve adequadamente faz cessar por completo os sintomas.

DIAGNÓSTICO CLÍNICO POSTURAL

De posse dos diferentes "diagnósticos posturais segmentares", pode-se realizar o "diagnóstico clínico postural", que é associar os "diagnósticos posturais segmentares" entre si, na tentativa de descobrir qual desvio ocorreu primeiro. Se esse desvio for corrigível, é a ele que todo procedimento fisioterápico deve dirigir-se. Se ele não for corrigível, as compensações (os desvios secundários) devem ser tratadas para que não se fixem e permaneçam, e, portanto, não se transformem em novos desvios posturais. Se não for possível determinar o desvio primário, a associação dos desvios assume grande importância porque, ser tratados segmentarmente, é fundamental que se encontrem procedimentos fisioterápicos que os trate de forma simultânea. Seria o melhor caminho para vê-los desaparecer, atenuar-se ou ser controlados.

ASSOCIAÇÕES MAIS FREQUENTES DE DESVIOS POSTURAIS

É impossível relatar quantas e quais são as associações possíveis de desvios posturais. No entanto, a forma e a sequência de registro propostas neste livro levam naturalmente a algumas associações que passo a discutir a seguir.

A partir do diagnóstico do equilíbrio frontal pélvico

— A pelve apresenta-se equilibrada.

Analisar o exame dos joelhos. Se houver um em hiperextensão maior que o outro, supõe-se que o membro inferior anatomicamente mais longo foi levado a essa condição para reequilibrar o comprimento. Um flexo também diminuiria o comprimento, mas não é uma solução econômica porque requer trabalho constante do quadríceps para que o joelho mantenha-se equilibrado na posição em pé.

— A pelve apresenta-se desequilibrada.

Observar se há um joelho em maior hiperextensão que o outro. Se ela ocorre no membro inferior mais longo, pode-se interpretar tal fato como o caso anterior, isto é, o joelho foi levado a uma hiperextensão na tentativa de equilibrar a pelve, sem sucesso.

Atentar se há um flexo irredutível em um dos joelhos. Se esse for o caso, em geral ele encontra-se do lado do membro inferior mais curto e associa-se a um trauma, uma cirurgia ou uma queixa articular.

A partir do diagnóstico do equilíbrio sagital pélvico

— A pelve apresenta-se em anteversão.

Causa possível: retração de psoasilíaco ou adutores pubianos. Nesse caso:

- No exame de flexibilidade de cadeia anterior, aparecerão sinais de retração de psoasilíaco e/ou adutores pubianos (excessiva flexão de joelhos para o endireitamento lombar).
- No item "Observações gerais" há registro de excesso de tensão na palpação do psoasilíaco.
- O teste de retração de flexores monoarticulares do quadril proposto na p. 113 é positivo.

Causa possível: retração de paravertebrais lombares. Nesse caso:

- No exame de flexibilidade de cadeia anterior, a correção da lordose lombar é parcial ou não é possível.
- No exame de flexibilidade de cadeia posterior, a região lombar aparece retificada, não é possível inverter-se a lordose.

— A pelve apresenta-se em retroversão.

Causa possível: retração de extensores do quadril mono ou biarticulares.
Nesse caso:

- No exame de flexibilidade de cadeia posterior: o ângulo entre ilíaco e fêmur é muito maior que 90 graus, o que demonstra possível retração dos extensores monoarticulares.

Os joelhos podem apresentar-se em leve flexo, o que demonstra retração de isquiotibiais, que são extensores biarticulares (com a subida dos ísquios e consequente aumento de tensão do grupo isquiotibiais, esses podem fazer os joelhos entrar em leve flexão para diminuição dessa tensão).

- Há registro de excessiva tensão de piriformes, que fazem parte dos extensores monoarticulares.
- Para avaliação de qual grupo muscular (extensores mono e biarticulares do quadril) tem maior tensão, deve-se proceder de acordo com os testes propostos na p.115.

A partir do diagnóstico de equilíbrio horizontal pélvico

Se a pelve apresentar-se em rotação, é possível que um desequilíbrio torcional do eixo raquidiano descendente a desequilibre. No entanto, é mais frequente que um desequilíbrio torcional partindo do membro inferior cause tal desequilíbrio.

Nesse caso, observar:

- Joelhos
  Se um dos joelhos apresenta-se em maior hiperextensão, o maior recuo desse joelho leva à posteriorização do ilíaco homolateral.

- Pés
  a. Verificar no exame dos arcos plantares se um dos pés apresenta arco plantar diminuído.
  b. Verificar no exame da posição dos calcâneos se um deles tende a apoiar-se mais sobre o bordo interno.

Ambos são fatores que levam a pelve a uma rotação contralateral.

A partir do diagnóstico da caída de membros superiores no plano sagital

— **Os membros superiores caem à frente do ponto esperado, que é o terço médio da coxa.**

Causa possível 1: retração de peitorais (particularmente peitoral maior).

Nesse caso:

- No exame de cintura escapular, há distanciamento excessivo entre os bordos internos das escápulas e a coluna vertebral, e os sulcos deltopeitorais são muito marcados.

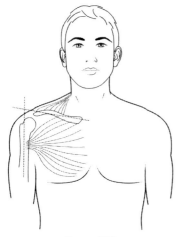

Figura 185

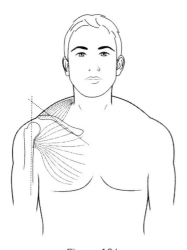

Figura 186

- No exame de flexibilidade geral em torção há registro de grande distância entre o punho e o chão.

Se houver excesso de tensão de peitorais, verificar no exame de cintura escapular se os trapézios superiores vistos de frente apresentam-se como triângulos de grande altura, o que evidencia excesso de tensão desse músculo. A protração de ombros frequentemente se associa à retração de trapézios superiores (Figuras 185 e 186). A única forma de combater essa associação de desvios posturais é alongar ambos os músculos ao mesmo tempo, o que requer uma complexa postura de alongamento em cadeia.

Causa possível 2: retração de serrátil anterior.
Nesse caso:

O exame de abdução de ambos os membros superiores até a vertical leva a deslocamento de todo o bordo externo da escápula excessivamente para fora, a ponto de tornar-se visível mesmo quando o paciente for observado de frente, destacando-se da região externa do tronco (ver p. 61).

A retração do serrátil anterior pode combinar-se com a retração dos músculos peitorais e do trapézio superior, conforme já discutido, quando então também deverá ser tratada concomitantemente à retração destes.

— **Os membros superiores caem à frente do ponto esperado, porém um mais à frente que o outro.**

Causa possível 1: maior retração de peitorais de um lado.

Nesse caso, a distância entre o bordo interno da escápula e a coluna vertebral será maior deste lado; no teste de flexibilidade geral em torção a distância punho-chão do membro superior deste lado será maior; no teste de flexibilidade segmentar de peitoral maior o cotovelo deste lado estará mais distante que o outro da superfície de exame.

Causa possível 2: torção da região torácica para o lado do membro superior mais posteriorizado.

Pode ser em razão de uma escoliose torácica não compensada. Nesse caso há gibosidade demarcada na região torácica do lado do membro superior posteriorizado, e o acrômio desse mesmo lado se apresentará mais recuado que o contralateral.

A partir do diagnóstico da caída de membros superiores no plano frontal

A ponta dos dedos médios de uma das mãos está em um plano mais cefálico que a do outro lado.

Causa possível 1: elevação do ombro do mesmo lado. Nesse caso no exame das clavículas o acrômio correspondente se encontrará mais cefálico que o do lado oposto.

Causa possível 2: cotovelo em flexão maior do mesmo lado. Nesse caso a observação do tronco no plano sagital já evidenciou esse desvio, em geral, ligado a trauma anterior.

A partir do diagnóstico do perfil da cintura no plano frontal

Se houver assimetria nos ângulos da cintura, três são os fatores possivelmente responsáveis:

1. Diferença de comprimento de membros inferiores.
   Nesse caso o exame de equilíbrio pélvico no plano frontal terá acusado o lado de membro inferior mais curto.
   O lado mais curto apresentará um ângulo da cintura mais aberto; o lado mais longo, um ângulo mais fechado. A correção com calços sob o pé do lado mais curto corrige a assimetria.

2. Gibosidade lombar.
   Nesse caso o exame para detecção de gibosidade foi positivo para a região lombar.
   A torção da coluna ocorre para o lado da gibosidade; a lateroflexão, para o lado oposto. O ângulo da cintura se apresentará mais aberto do lado da gibosidade e mais fechado do lado oposto.

3. Translação do tronco.
   Parece haver um deslocamento do tronco no plano frontal sem torção. Nesse caso, o ângulo da cintura parece mais aberto para o lado do deslocamento do tronco e mais fechado do lado oposto.
   Por vezes, o examinador tem certeza de que há assimetria dos ângulos e de que há deslocamento do tronco, mas para que lado?
   Em caso de dúvida, procede-se por exclusão:
   - A pelve está equilibrada no plano frontal? Elimina-se a possibilidade de lateroflexão lombar compensatória de diferença de comprimento de membros inferiores.

- Há gibosidade lombar? A assimetria da cintura deve estar associada a ela.
- Não há gibosidade? Elimina-se a possibilidade de escoliose e fica-se com o diagnóstico de translação.

A partir da mobilidade respiratória

— Pouca ou nenhuma mobilidade esternal

Causa possível: retração de escalenos.
Nesse caso:

- O exame da cintura escapular revelou: saboneteiras rasas e clavículas horizontais.

A anamnese pode ter revelado sintomas característicos de compressão de plexo braquial (ver p. 57).

— Pouca mobilidade costal inferior.

Causa possível: pouca mobilidade das articulações costovertebrais das costelas inferiores (da 7ª à 10ª).
Nesse caso:

- O exame da flexibilidade da cadeia inferior pode mostrar retificação da coluna vertebral na região torácica inferior.
- O exame da flexibilidade geral em torção mostra punho longe do chão anotado nas observações gerais.

A partir da análise torcional de membros inferiores – o ângulo do passo

A combinação das torções dos diferentes segmentos que compõem o membro inferior: diáfise femoral, diáfise tibial e pé – parece determinarem a posição do eixo mediano do pé na marcha, isto é, o ângulo do passo.

Em minha experiência, a análise da associação dessas três diferentes torções permite prever como será a posição do eixo mediano do pé na marcha, mesmo antes de examinar o paciente andando.

Parece-me, portanto, que o ângulo do passo é o resultado da associação das torções dos três segmentos constituintes do membro inferior.

O ângulo côndilo-maléolo representa quanto o segmento diáfise femoral girou externamente a partir da superfície inferior dos côndilos femorais, isto é, quanto houve de rotação automática externa da superfície articular superior da tíbia somada à torção externa da diáfise do mesmo osso.

O pé preso na extremidade inferior da tíbia gira externamente tanto quanto esse ângulo côndilo-maléolo determinar. No entanto, a torção do segmento pé, que ocorre além dos maléolos, e por essa razão denominada por Lerat de torção submaleolar, desloca o eixo médio do pé medial ou lateralmente. Se o deslocamento for medial, o eixo médio do pé terá sido levado lateralmente o número de graus do ângulo côndilo-maléolo menos o número de graus do ângulo submaleolar. Se o deslocamento for lateral, o eixo médio do pé terá sido levado lateralmente o número de graus do ângulo côndilo--maléolo mais o número de graus do ângulo de torção submaleolar.

Em geral, o eixo é deslocado medialmente, como se o objetivo da torção submaleolar fosse diminuir o deslocamento lateral do pé provocado pelo somatório de dois giros externos que ocorrem a partir da linha articular do joelho (rotação automática e torção tibial externas). Mais raramente pode não haver torção submaleolar ou haver torção submaleolar lateral. Normalmente isso ocorre quando a rotação interna imposta a todo o membro inferior na articulação coxofemoral durante a fase de balanceio na marcha é excessiva, rotação essa causada pelo ângulo exagerado de anteversão do colo do fêmur (ver Comentários sobre o diagnóstico — Avaliação do ângulo de anteversão do colo do fêmur).

Assim, da interlinha da articulação do joelho para baixo, o eixo médio do pé se posicionará de acordo com o ângulo resultante do somatório da rotação automática externa da superfície articular da tíbia mais a torção externa da diáfise da tíbia, menos o ângulo de torção submaleolar do pé.

Da interlinha da articulação do joelho para cima, o eixo médio do pé se posicionará de acordo com a maior ou a menor rotação interna imposta a todo o membro inferior pela rotação interna do colo e cabeça femorais, determinada pelo maior ou menor ângulo de anteversão do colo do fêmur.

MODELO PARA ANOTAÇÃO RESUMIDA DO EXAME BÁSICO

NOME		NASC.:	DATA: / /
	TESTE		**DIAGNÓSTICO**
PELVE	EQ. FRONTAL PÉLVICO E D		
	EQ. SAGITAL PÉLVICO FR TR		
	EQ. HORIZONTAL PÉLVICO D E		
TRONCO	GIBOSIDADES		
	CAÍDA DE MMSS PLANO SAGITAL D E CAÍDA DE MMSS PLANO FRONTAL D E PERFIL DA CINTURA PLANO FR D E DESLOCAMENTO TRONCO PLANO FR Teste Flexão dos Joelhos Golpe de Machado		
	MOBILIDADE RESPIRATÓRIA Mobilidade esternal: Mobilidade costal inf.: Mobilidade abdominal:		

CINT. ESCAPULAR	POSICIONAMENTO DE CLAVÍCULAS
	Inclinação
	
	Saboneteira: compr.:
	           prof.:
	
	Trapézio sup. visto de frente:
	Sulco deltopeitoral
	          D
	          E		

	POSICIONAMENTO DE ESCÁPULAS Descolamentos:		
	ALINHAMENTO CERVICAL Plano frontal: Plano sagital:		

TESTE	DIAGNÓSTICO
JOELHOS Alinhamento Plano Sagital: A zero grau: Dist. côndilos Dist. maléolos Observação côndilos femorais internos:	*Recurvatum* D E *Flexo* D E
PÉS Tendão de aquiles: Saliências bordo int.: Saliências bordo ext.: Forma bordo int.	
CADEIA POSTERIOR Ângulo tibiotársico: Joelhos: Ângulo coxofem. *Cuvette* lombossacral: Retificações vertebrais: Posição cervical: Distância mão-chão:	
CADEIA ANTERIOR Endireitamento lombar: Fl. joelhos: Fl. tibiotársica: Varo do calcâneo: Torácica: Cervical: Esterno: Ombros:	
EM TORÇÃO Dist. estiloide-chão: Joelho sup. escorrega para trás? Joelho sup. abduz?	
Peitoral maior Fl. monoarticulares quadril Fl. biarticulares quadril Ext. monoarticulares quadril Fl. biarticulares quadril	
OBSERVAÇÕES GERAIS Tensão piriformes: Tensão psoas: Alongamentos peitorais:	

Legenda lateral das seções: MMII · FLEXIBILIDADE GERAL · FLEXIBILIDADE SEGMENTAR · OBSERVAÇÕES

EXEMPLOS CLÍNICOS DE REGISTRO E INTERPRETAÇÃO*

EXEMPLO 1

O exame registrado a seguir é de uma paciente de 12 anos. Ela se queixa de dor no joelho direito há um ano, após havê-lo imobilizado por um pequeno período, em decorrência de uma torção ligamentar. O menisco está íntegro, e o médico a encaminhou por apresentar desequilíbrio torcional dos membros inferiores e desvios posturais gerais.

Com o roteiro de exame preenchido (ver p. 130 a 132), exemplifico a forma de elaborar o diagnóstico já realizando associações entre os diferentes dados.

Diagnóstico clínico postural – paciente J. S.

Pelve equilibrada no plano frontal: membros inferiores de mesmo comprimento na posição ortostática. Exame dos joelhos revela um *recurvatum* importante à direita. Se ele for corrigido, o membro inferior direito aumentará seu comprimento e a pelve se desequilibrará no plano frontal. Esse *recurvatum* instalou-se por causa de uma diferença estrutural no comprimento desse membro inferior? Existem outros dados clínicos que nos poderão conduzir a pistas que reforcem essa suspeita. Vejamos mais à frente.

Pelve em retroversão de 1 cm no plano sagital: músculos posteriores retraídos devem estar puxando a pelve em retroversão na posição ortostática. Exame da flexibilidade da cadeia posterior revela um ângulo coxofemural de 135 graus, o que demonstra tensão na região glútea. Exame dos piriformes revela tensão de duas cruzes. Diminuir essa tensão deve fazer parte do programa de correção postural para que a posição da pelve no plano sagital se corrija.

---

* O modelo de anotação dos exames proposto sofreu algumas alterações nesta edição. Os dois exemplos clínicos descritos são apresentados com o modelo antigo.

NOME *J. S.*		NASC.: *1ª /12/ 1988*	DATA: *17 / 10 / 2000*
	TESTE	**DIAGNÓSTICO**	

	TESTE	DIAGNÓSTICO
PELVE	**EQ. FRONTAL PÉLVICO** E ——————————— D	*Membros inferiores parecem equilibrados*
	EQ. SAGITAL PÉLVICO FR ⟍ TR	*Retroversão 1 cm*
	EQ. HORIZONTAL PÉLVICO D *Trás* ⟋ *Frente* E	*Rotação pélvica D*
TRONCO	GIBOSIDADES Leve à E	*Leve rotação lombar entre L_2 e L_5*
	CAÍDA DE MMSS PLANO SAGITAL D *1/3 anterior coxas* E *entre 1/3 ant. coxa e frente à coxa*	→ *Rotação dorsal ou desequilíbrio cint. escapular?*
	CAÍDA DE MMSS PLANO FRONTAL D *+ caudal* — *Antebr. > contato com quadril* E *+ cefálico* — *Antebr. < contato com quadril*	→ *Desequilíbrio cint. escap.?* *Translação ou escoliose?*
	PERFIL DA CINTURA PLANO FR D *Ângulo + fechado* E *ângulo + aberto*	→ *Junto com deslocamento do tronco para o lado do ângulo cint. + fechado + escoliose*
	DESLOCAMENTO TRONCO PLANO FR *Levemente para A D*	→ *Junto com gibosidade E confirma escoliose lombar E*
	Teste Flexão dos Joelhos Golpe de Machado (I) *Não*	→ *Confirma escoliose lombar E*
	MOBILIDADE RESPIRATÓRIA Mobilidade esternal: + Mobilidade costal inf.: + + + Mobilidade abdominal: *Pequena*	*Pouca mobilidade esternal = tensão escalenos*
CINT. ESCAPULAR	**POSICIONAMENTO DE CLAVÍCULAS** Inclinação ↑ *à E*	*Tensão trap. sup. + elevador escápula*
	Saboneteira: compr. prof. *rasa*	*Tensão escalenos*
	Trapézio sup. visto de frente: *triângulos importantes e tensos*	*Tensão peitoral; maior e mais importante à E*
	Sulco deltopeitoral D + + E + + +	
	POSICIONAMENTO DE ESCÁPULAS 1 cm 7,5 6 ↑ 6,5 4,5 Descolamentos: *Todo bordo int. dos dois lados* *Ângulo inferior dos dois lados*	*Tensão mais importante elevador da escápula* *Tensão serratil ant. bilateral* *Tensão peitoral menor*
	ALINHAMENTO CERVICAL Plano frontal: *OK* Plano sagital: *Orelha pouco à frente do acrômio*	→ *Tensão dos escalenos*

TESTE	DIAGNÓSTICO

MMII

TESTE	DIAGNÓSTICO
JOELHOS	
Alinhamento Plano Sagital:	*Recurvatum* D++ E+
A zero grau: Flexo D E	*Flexo* D E
Dist. côndilos *1 dedo*	
Dist. *0*	
Rot. ext. tíbia: *D>E*	
PÉS	
Tendão de aquiles: *E) D |* →	*valgo retropé E*
Saliências bordo int.: *Escafoide E ++* →	*maior valgo antepé E*
D +	
Saliências bordo ext.: *—*	
Forma bordo int. *Levemente convexo à D e E* →	*Diminuição arcos longitudinais*

FLEXIBILIDADE GERAL

TESTE	DIAGNÓSTICO
CADEIA POSTERIOR	
Ângulo tibiotársico: *>90º +++* →	*Tensão solear*
Joelhos: *Leve hipext.*	
Ângulo coxofem.: *135º* →	*Tensão glúteos/pelvitrocant.*
Cuvette lombossacral: *Não*	*Tensão parav. lombares*
Retificações vertebrais: *Lombar*	
Posição cervical: *Tensa em posterofl.* →	*Tensão parav. cervicais*
Distância mão-chão: *1 palmo 1 dedo*	
CADEIA ANTERIOR	
Endireitamento lombar: *Parcial com ajuda*	
Fl. joelhos:	
Fl. tibiotársica:	
Varo calca:	
Torácica:	
Cervical:	
Esterno:	
Ombros:	

OBSERVAÇÕES

TESTE	DIAGNÓSTICO
OBSERVAÇÕES GERAIS	
Tensão piriformes: D++ E++	
Tensão psoas: E++ D+	
Alongamentos peitorais: *Dist. cotovelo-chão à D 10 cm E 25 cm*	

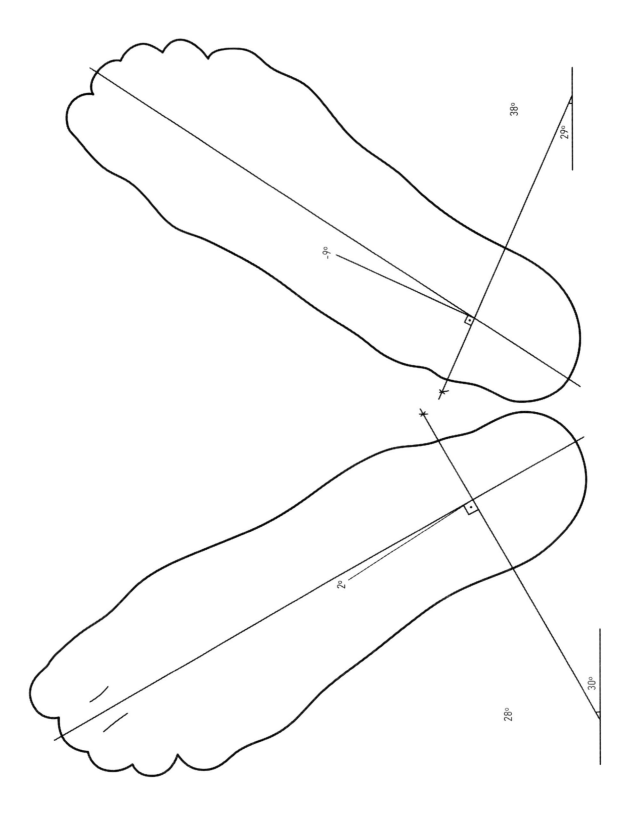

Pelve em rotação direita no plano horizontal: a rotação pélvica é mais frequentemente associada a um desequilíbrio inferior, isto é, dos membros inferiores. É o caso aqui. Exame dos joelhos revela um *recurvatum* à direita. Se ele for eliminado, observaremos que essa rotação diminui e até se inverte, torna-se esquerda. Portanto, a causa dessa rotação é o *recurvatum* do joelho direito.

Gibosidade lombar leve à esquerda: uma rotação pélvica pode estar associada a uma gibosidade lombar homolateral. Havendo rotação pequena entre sacro-L5 e rotações ainda menores entre todas as vértebras lombares, uma rotação pélvica causada por um desequilíbrio dos membros inferiores leva facilmente toda a região lombar a uma rotação homolateral. Aqui vemos que a rotação pélvica é direita, enquanto a gibosidade é esquerda, mas, se eliminarmos a hiperextensão do joelho direito, a rotação pélvica torna-se esquerda. Então, precisamos procurar qual a causa dessa rotação esquerda.

O exame detalhado das torções do membro inferior revela um ângulo de torção submaleolar negativo à direita, o que demonstra a tendência do antepé direito a afastar-se da linha média, provavelmente apoiando-se mais sobre o bordo interno, o que levaria a uma rotação pélvica contralateral. Portanto, isso pode relacionar-se com a rotação pélvica esquerda e esta com a gibosidade esquerda.

Caída de membros superiores no plano sagital: membro superior direito cai no terço anterior da coxa. Membro superior esquerdo cai parte no terço anterior da coxa e parte diante dela. O exame do sulco deltopeitoral revela maior profundidade do lado esquerdo, portanto o membro superior deve estar sendo tracionado para a frente desde a sua porção proximal, em virtude, provavelmente, da maior tensão de peitoral maior. O exame do posicionamento das escápulas revela o bordo interno da escápula esquerda mais afastado do eixo raquidiano do que o da escápula direita — confirma-se maior tensão de peitoral maior desse lado. O exame da flexibilidade geral em torção indica distância cotovelo-chão à esquerda — 25 cm, à direita — 10 cm. Portanto, do lado esquerdo o peitoral deve estar bloqueando a chegada da mão no chão. Efetivamente há uma diferença importante de tensão de peitoral maior, mais significante à esquerda.

Observação
Mantive esse caso publicado na primeira edição. Hoje eu sugeriria o teste de flexibilidade segmentar para peitoral maior (ver p. 111) para fechar esse diagnóstico. Possivelmente o cotovelo esquerdo ficaria mais afastado da superfície de exame.

Caída de membros superiores no plano frontal: o membro superior direito é mais caudal. O esquerdo é mais cefálico. Como a pelve está equilibrada no plano frontal, essa diferença deve estar relacionada com um desequilíbrio da cintura escapular. O exame das clavículas revela uma maior inclinação da clavícula esquerda. Sua extremidade externa encontra-se mais cefálica, o que demonstra excesso de tensão do elevador da escápula e do trapézio superior. Como a escápula esquerda está em báscula interna, a maior tensão deve ser do elevador da escápula.

O antebraço direito tem maior contato com a região lateral do quadril do que o esquerdo: esta diferença deve estar relacionada com a posição do tronco no plano frontal. O exame do perfil da cintura revela um ângulo da cintura mais fechado à direita; o exame do deslocamento do tronco no plano frontal, uma tendência para a direita. O deslocamento do tronco para o lado do ângulo mais fechado corresponde a uma possível escoliose. O exame para diagnóstico de gibosidade confirma uma leve gibosidade à esquerda (o que leva o tronco a uma inclinação à direita). Portanto, as assimetrias dos ângulos da cintura e de posição de antebraços devem relacionar-se com a escoliose lombar.

Mobilidade respiratória: durante a inspiração, a mobilidade abdominal é pequena, o que é normal; a mobilidade costal inferior está presente, o que também é normal; a mobilidade esternal é reduzida, o que leva a supor uma retração de escalenos, impedindo uma descida completa do esterno durante a expiração. O exame das clavículas mostra pouca profundidade das "saboneteiras", o que confirma a retração destes músculos.

Escápulas: além do que já foi analisado, vemos que esse exame revela ambas as escápulas em báscula interna e com descolamento dos bordos internos, mas, especialmente, dos ângulos inferiores, o que faz supor uma retração de peitoral menor bilateral.

Clavículas: além do que já foi analisado, esse exame revela um triângulo importante do trapézio superior visto de frente, o que confirma uma grande tensão destes músculos, já diagnosticada por outros sinais anteriormente verificados.

Alinhamento cervical: esse exame não revela nenhum desequilíbrio importante. Como a orelha não está muito anteriorizada em relação ao acrômio, podemos dizer que os escalenos estão retraídos tomando ponto fixo na cervical e tracionando as costelas para cima. Se fosse o contrário, a retração destes músculos puxaria as vértebras cervicais para a frente.

Joelhos: a maior hiperextensão do joelho direito determina, como já vimos, um desequilíbrio da pelve no plano frontal. A zero grau vemos que eles mantêm um leve varo. A tíbia direita parece apresentar maior torção e rotação externas do que a esquerda.

Pés: o exame dos pés revela tendão de aquiles esquerdo em ângulo aberto externamente, o que corresponde a valgo do retropé; o tubérculo do navicular é evidente, o que corresponde a valgo também do antepé. Do lado direito o tendão de aquiles está mais reto, o que faz supor um retropé de apoio mais normal que o esquerdo; o tubérculo do navicular também é evidente, porém menos que do lado esquerdo, o que faz supor um antepé menos valgo que o lado oposto.

Avaliação do equilíbrio torcional dos membros inferiores. Ângulos de anteversão femorais: a amplitude de rotação interna direita é maior do que a esquerda (aproxima-se de 70 graus). A amplitude de rotação externa direita é menor do que a esquerda. Portanto, o ângulo de anteversão direito é maior do que o esquerdo.

Apesar de o exame geral ter revelado uma rotação-torção tibial maior à direita, paradoxalmente este exame revela que as torções-rotações tibiais externas são praticamente de mesmo valor: 29 graus à direita, 30 graus à esquerda.

No entanto, o ângulo de torção submaleolar é de 2 graus positivos à esquerda, aproximando o antepé do centro, o que faz o eixo médio do pé formar um ângulo de 28 graus (30° – 2°) com uma linha imaginária pertencente a um plano sagital; já o ângulo de torção submaleolar direito é de 9 graus negativos, o que afasta o antepé do centro e faz o eixo médio do pé formar um ângulo de 38 graus (29° + 9°) com uma linha pertencente ao plano sagital. Esse afastamento do antepé possibilita à cabeça femoral permanecer em rotação interna, cobrindo-se sob o acetábulo, na posição ortostática ou durante a marcha, sem que a ponta do pé não se volte para dentro. Ela é afastada por uma torção que ocorre além do maléolo. Isso leva a duas consequências:

— Há maior apoio sobre o bordo interno desse lado.
— Esse apoio sobre o bordo interno causa a rotação pélvica acompanhada por leve gibosidade lombar à esquerda.

Quando examinamos o equilíbrio frontal pélvico, concluímos que ele era adequado, porém a paciente apresenta um *recurvatum* do joelho direito, o que nos fez pensar se este teria se instalado em virtude de uma diferença de comprimento de membros inferiores de causa estrutural. Como vimos, ela parece ter um aumento do ângulo de anteversão desse lado, o que determina uma série de alterações posturais no plano horizontal. Se o colo apresenta uma alteração no plano horizontal, poderia exibir alterações do mesmo colo no plano frontal? Um colo valgo unilateral justificaria um aumento de comprimento. Fica a suspeita. Esse diagnóstico só poderia ser feito por uma radiografia frontal em posição ortostática.

Flexibilidade geral: os itens analisados neste capítulo da avaliação servem, sobretudo, para confirmar os exames anteriores.

Cadeia posterior: o ângulo tibiotársico maior do que 90 graus e a hiperextensão dos joelhos confirmam a tensão do músculo sóleo. A coxofemoral com um ângulo de 135 graus confirma a tensão dos músculos da região glútea, muito especialmente piriformes, conforme já comentado.

Cadeia anterior: apesar de apresentar alguma retroversão pélvica, o endireitamento lombar é apenas parcial com ajuda. Isso pode dever-se à grande tensão de músculos paravertebrais lombares, conforme demonstra a retificação lombar verificada no exame da cadeia posterior, o desconhecimento do movimento, ou uma combinação de ambos.

EXEMPLO 2

No exemplo reproduzido a seguir, diagnóstico é redigido de forma mais sucinta, sem muitas divagações sobre as intercorrências ou consequências de cada grupo de associações.

O exame é de uma colega, participante de um seminário do Projeto Convergências de formação em reeducação postural.

Diagnóstico clínico postural – paciente G. D.

Equilíbrio frontal pélvico: membro inferior esquerdo menor que 6 mm. No entanto apresenta *recurvatum* de joelho à direita, o que parece ser uma compensação insuficiente para o maior comprimento do membro inferior esquerdo.

Equilíbrio sagital pélvico: retroversão (não quantificada na avaliação). Essa tendência se confirma:

— No teste de flexibilidade de cadeia posterior: ângulo coxofemoral aproximadamente de 135 graus. Os joelhos permanecem em extensão, portanto é possível que a maior tensão seja dos extensores monoarticulares.

— Na palpação do tendão do piriforme direito tensão avaliada em +++, na do esquerdo +.

DIAGNÓSTICO CLÍNICO POSTURAL | 137

NOME G.D.	NASC.: 1980	DATA: 22 / 04 / 2005

	TESTE	**DIAGNÓSTICO**
PELVE	**EQ. FRONTAL PÉLVICO** E ⟍ D	*Membro inferior E mais curto 6 mm*
	EQ. SAGITAL PÉLVICO FR ⟍ TR	*Retroversão pélvica*
	EQ. HORIZONTAL PÉLVICO D *Trás* *Frente* E	*Rotação pélvica D*
TRONCO	**GIBOSIDADES**	*Lombar D Leve L_2-L_5*
	CAÍDA DE MMSS PLANO SAGITAL D *à frente da coxa* E *1/3 anterior da coxa* **CAÍDA DE MMSS PLANO FRONTAL** D *mais caudal mais afastado quadril* E *mais cefálico mais próximo quadril* **PERFIL DA CINTURA PLANO FR** D *ângulo mais aberto* E *ângulo mais fechado* **DESLOCAMENTO TRONCO PLANO FR** *Para a esquerda* Teste Flexão dos Joelhos Golpe de Machado I) *Leve à E*	
	MOBILIDADE RESPIRATÓRIA Mobilidade esternal: + + Mobilidade costal inf.: + + Mobilidade abdominal: +	*Mobilidade esternal e costal inferior parece diminuída*
CINT. ESCAPULAR	**POSICIONAMENTO DE CLAVÍCULAS** Inclinação *Mais inclinado à E* Saboneteira: compr. *Ok* prof. *Pouco profunda* Trapézio sup. visto de frente: *Triângulo E de altura maior* **Sulco deltopeitoral** D + E + *(ambos a ±45°)*	
	POSICIONAMENTO DE ESCÁPULAS 6,5 │ 7,5 7,5 │ 8,5 Descolamentos: *Ângulo inferior D – Leve*	— *Ambas em báscula esterna mais acentuada à D* — *Demais abduzida que E*
	ALINHAMENTO CERVICAL Plano frontal: *Leve inclinação à D / rot E* Plano sagital: *Bom alinhamento de orelha com acrômio*	

	TESTE	DIAGNÓSTICO
MMII	**JOELHOS** Alinhamento Plano Sagital: A zero grau: Dist. côndilos *3 cm* Dist. maléolos *0 cm* Observação côndilos femorais: *D+ posterior*	*Recurvatum* D++ E+ (D > E) *Flexo* D E
	PÉS Tendão de aquiles: *E vertical D oblíquo* Saliências bordo int.: *Naviculares salientes dos dois lados* Saliências bordo ext.: — Forma bordo int. *Levemente convexo (ver esquemia)*	*Tendência de varo à D* *(sente mais apoio no retropé D)*
FLEXIBILIDADE GERAL	**CADEIA POSTERIOR** Ângulo tibiotársico: *>90º +++* Joelhos: *Ambos em hiperext. > à D* Ângulo coxofem.: *± 135º* *Cuvette* lombossacral: *Não* Retificações vertebrais: *Leve retif. toracolombar* Posição cervical: *Solta sem dor* Distância mão-chão: *±18 cm*	
	CADEIA ANTERIOR Endireitamento lombar: *Total com ajuda* Fl. joelhos: *+* Fl. tibiotársica: *Normal* Varo do calcâneo: *Não se altera* Torácica: *Se mantém retificada* Cervical: *OK* Esterno: *OK* Ombros: *OK*	
OBSERVAÇÕES	**OBSERVAÇÕES GERAIS** Tensão piriformes: D+++ E+ Tensão psoas: D++ E+ Alongamentos peitorais: *Dist. cotovelo-chão D 28 cm E 24 cm*	

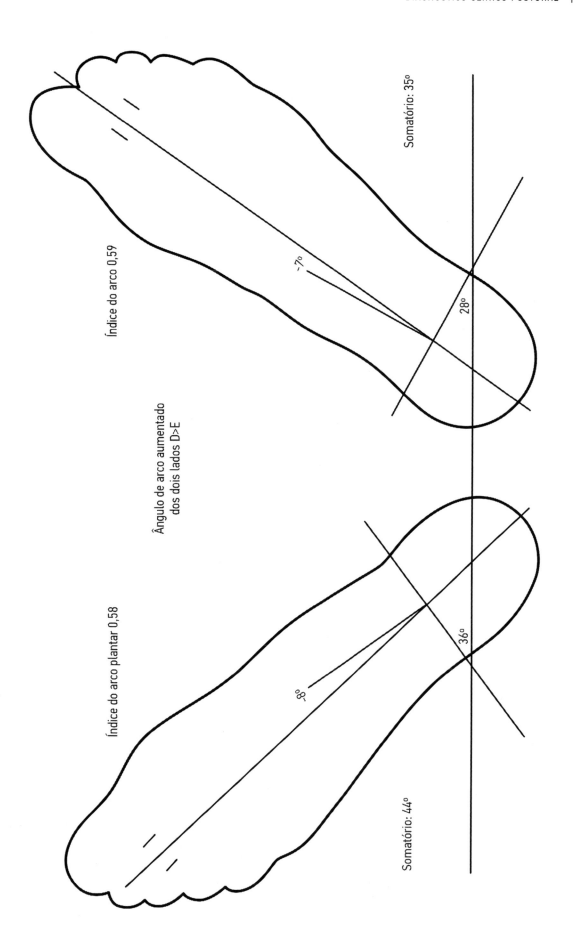

Equilíbrio horizontal pélvico: rotação pélvica direita.

Gibosidade lombar: à direita + entre L2 e L5. A gibosidade lombar coincide com o lado da rotação pélvica, ambas à direita, podendo originalmente estar associadas.

Caída de membros superiores no plano sagital: a caída do membro superior direito mais à frente do que o esquerdo sugere maior tensão dos peitorais à direita, confirmada:

— Pelo exame de flexibilidade torcional, onde o lado direito parece mais retraído que o esquerdo (maior distância entre punho e chão à direita).

— Pelo exame das escápulas, onde o bordo interno da direita está mais distante do eixo raquidiano que o da esquerda.

— Paradoxalmente, os sulcos deltopeitorais parecem idênticos, quando o direito deveria ser mais profundo; mas, como esse é um sinal secundário em relação aos anteriores, aqueles devem predominar sobre este.

Caída de membros superiores no plano frontal: direito mais caudal/esquerdo mais cefálico. Como há também maior inclinação da clavícula esquerda, a razão deve ser maior retração de trapézio superior esquerdo. Esse músculo é bastante visível na vista frontal anterior. A escápula esquerda também é mais elevada — retração de elevador da escápula.

Perfil da cintura no plano frontal: ângulo mais aberto à direita, mais fechado à esquerda. Tronco tende à esquerda, com gibosidade à direita, todos esses desvios devem estar relacionados com a escoliose lombar à direita.

Mobilidade respiratória: costal alta diminuída ++. Explica-se pela retração de escalenos, confirmada pelas saboneteiras rasas dos dois lados. Costal baixa diminuída ++, possivelmente associada a pouca mobilidade das articulações costovertebrais, confirmada pela retificação toracolombar no exame de flexibilidade de cadeia posterior. Abdominal — normal.

Alinhamento cervical: sagital: correto. Frontal: leve inclinação à direita e rotação à esquerda. Pode ser uma compensação da escoliose lombar direita (rotação direita, inclinação esquerda).

Joelhos: o joelho direito apresenta hiperextensão maior do que o esquerdo. Como o membro inferior direito é mais longo, esse *recurvatum* pode ser uma tentativa de reequilibrar a pelve no plano frontal.

Exame torcional de membros inferiores: rotação interna da coxofemoral direita aproximadamente 80 graus. Rotação externa da coxofemoral direita de cerca de 10 graus. Rotação interna da coxofemoral esquerda aproximadamente 60 graus. Rotação externa da coxofemoral esquerda aproximadamente 30 graus. Lembrando que as amplitudes de rotação esperadas para a articulação coxofemoral tanto de rotação interna quanto externa giram em torno de 45 graus. É de supor que de ambos os lados a cliente apresenta aumento do ângulo de anteversão do colo do fêmur, porém o do lado direito é mais acentuado do que o do esquerdo. Ângulo côndilo-maléolo de 36 graus à esquerda e 28 graus à direita demonstra que a torção tibial externa parece insuficiente para compensar ângulos de anteversão do colo de fêmur tão acentuados bilateralmente (lembrar que a torção tibial externa média é de 34 graus para um ângulo de anteversão médio de 14 graus). Por essa razão ambos os pés apresentam ângulos de torção submaleolar negativos (– 8 graus à esquerda, – 7 graus à direita), o que leva os pés mais para fora, diminuindo a tendência do passo com a ponta dos pés para dentro. O somatório das torções e rotações externas abaixo do eixo articular do joelho é, então, de 44 graus à esquerda e de 35 graus à direita (portanto, o pé direito mais centralizado que o esquerdo).

Contribuições para o ângulo do passo: do joelho para cima durante a marcha, a tendência é de rotação interna da coxofemoral, que será maior que o normal por causa do aumento do ângulo de anteversão do colo do fêmur bilateralmente. Como esse ângulo é maior à direita, a ponta do pé direito será levada mais para dentro que a do esquerdo. Portanto, é de esperar que esta marcha ocorra com a ponta de ambos os pés mais centralizada que o normal, sendo a ponta do pé direito mais para dentro que a ponta do pé esquerdo, visto que do joelho para baixo, como já vimos, a resultante das rotações e torções externas é menor à direita, o que contribui para a ponta deste pé estar mais centralizada.

Observação do eixo médio do pé durante a deambulação — ângulo do passo: ambos os pés se colocam com a ponta tendendo a posicionar-se da linha média para dentro, sendo que do lado direito isso é mais acentuado, como era de prever pela análise anteriormente desenvolvida.

BIBLIOGRAFIA

BASMAJIAN, J. V.; DE LUCCA, D. J. *Muscles alive: their functions revealed by electro myography*. 5. ed. Baltimore: Williams and Wilkins, 1985.

BIENFAIT, M. *Bases elementares técnicas da terapia manual e osteopatia*. Tradução de Angela Santos. São Paulo: Summus, 1995a.

_____. *Os desequilíbrios estáticos*. Tradução Angela Santos. São Paulo: Summus, 1995b.

_____. *Fisiologia da terapia manual*. Tradução Angela Santos. São Paulo: Summus, 2000.

BRADFORD, D. S. *et al. Escoliose e outras deformidades da coluna – O livro de Moe*. São Paulo: Santos, 1994.

CAILLIET, R. *Lombalgias: síndromes dolorosas*. São Paulo: Manole, 1975.

CRANE, L. "Femoral torsion and its relation to teing-in and toeing-out." *The Journal of Bone & Joint Surgery*, Needhan (MA), 1959, v. 41-A, p. 421-8.

DAY, J. W.; SMIDT, G. L.; LEHMANN, T. "Efect of pelvic tilt on standing posture." *Physical Therapy*, [S.I.], v. 64, p. 510-6, 1984.

GAJDOSIK, R.; SIMPSON, R., SMITH, R. "Pelvic tilt: intratester reliability of measuring the standing position and range of motion." *Physical Therapy*, [S.I.], v. 65, p. 169-74, 1985.

GILALDI, M. *et al.* "The low arch, protective factor in stress fractures. A prospective study of 295 military recruits." *Orthopedic Review*, [S.I.], v. 14, p. 81-4, nov. 1985.

HART, D. L.; ROSE, S. J. "Reliability of a noninvasive method for measuring the lombar curve." *Journal of Orthopaedic and Sports Physical Therapy*, [S.I.], v. 8, p. 180-4, 1986.

HARRIS, R. I.; BEATH, T. "Hypermobile flat-foot with short tendo Achillis." *The Journal of Bone & Joint Surgery*, Seattle/Washington, v. 30-A, p. 116-40, jan. 1948.

KENDALL, F. P.; McCREARY, E. K.; PROVANCE P. G. *Músculos: provas e funções*. São Paulo: Manole, 1995.

LERAT, J. L. "Morphotypes des membres inferieurs de l'adulte." *Rev Chir Orthop Reparatrice Appar Mot*, [S.I.], v. 68, p. 44-52, 1982.

LERAT, J. L.; MOYEN, B.; BOCHU, M. L. "Examen clinique des axes chez l'adulte. To modensiométrie." *Rev Chir Orthop Reparatrice Appar Mot*, [S.I.], v. 68, p. 37-43, 1982.

LOEBL, W. Y. "Measurement of spinal posture and range of spinal movement." *Annals of Physical Medicine*, [S.I.], v. 9, n. 3, p. 103-10, 1967.

MAGEE, D. J. *Avaliação musculoesquelética*. São Paulo: Manole, 2002.

MORVAN, G.; MASSARE, C.; FRIJA, G. *Lescanerostéo-articulaire*. Paris: Vigot, 1986.

MOSCA, V. S. "Flexible flatfoot and skewfoot." In: DREMNAN, J. C. *The child's foot and ankle*. Nova York: Raven Press, 1992. p. 357-60.

NORKIN, C. C.; LEVANGIE, P. K. *Articulações estrutura e função: uma abordagem prática e abrangente*. 2. ed. Rio de Janeiro: Revinter, 2001.

PEARSON, K.; BELL J. *A study of the long bones of the English skeleton. Drapers's Company Research Memories*. Biometric series X and XI. Part I. Londres: Cambridge University Press, 1919.

PIRET, S.; BEZIERS, M. M. *A coordenação motora*. Tradução de Angela Santos. São Paulo: Summus, 1992.

PLATZER W. *Anatomie. Tome I: appareil locomoteur*. 2. ed. Paris: Flammarion Médecine-Sciences, 1982.

ROSE, J.; GAMBLE, J. G. *Marcha humana*. 2. ed. São Paulo: Premier, 1998.

SANDERS, G.; STAVRAKAS, P. "A technique for measuring pelvic tilt: suggestion from the field." *Physical Therapy*, [S.I.], v. 61, n. 1, p. 49-50, jan. 1981.

STAHELI, L. T.; CHEW, D. D.; CORBETT, M. T. "The longitudinal arch." *The Journal of Bone & Joint Surgery*, Seattle/Washington, v. 69, p. 426-8, 1987.

STAHELI, L. T.; CORBETT, M.; WISS, C.; KING, H. "Lower-extremity rotational problems in children. Normal values to guide management." *The Journal of Bone & Joint Surgery*, Seattle/Washington, v. 67, p. 39-47, jan. 1985.

TACHDJIAN, M. O. *Pediatrics orthoppaedics*. 2. ed. [S.I.]. 1990. v. IV.

VIEL, E. (Coord.). *A marcha humana, a corrida e o salto*. São Paulo: Manole, 2000.

WALKER, M. L. *et al.* "Relationships between lumbar lordosis, pelvic tilt and abdominal muscle performance." *Physical Therapy*, [S.I.], v. 67, n. 4, p. 512-6, 1987.

WILLIAMS, P. E.; GOLDSPINK, G. "Changes in sarcomere length and physiological properties in immobilized muscle." *Journal of Anatomy*, [S.I.], v. 127, p. 459-68, 1978.

YANG, H. *et al.* "Changes in muscle fibre type, muscle mass and IGF_I gene expression in rabbit skeletal muscle subjected to stretch," *Journal of Anatomy*, [S.I.], v. 190, n. 4, p. 613-22, 1997.

www.gruposummus.com.br